FEIAI
FANGZHI
—— NI BIXU ZHIDAO DE NAXIE SHI

肺癌防治
—— 你必须知道的那些事

主编 李 强 庄 翔 吴建林

四川科学技术出版社

支持基金：四川省科技厅科普项目"城乡居民抗击肺癌手册"（项目编号2020JDKP0055）、四川省科技厅科普基地提升项目（项目编号2021JDKP0004）、成都市重大科技应用示范项目（编号2019-YF09-00095-SN）。

图书在版编目（CIP）数据

肺癌防治：你必须知道的那些事 / 李强，庄翔，吴建林主编 . -- 成都：四川科学技术出版社，2021.12

ISBN 978-7-5727-0415-4

Ⅰ . ①肺… Ⅱ . ①李… ②庄… ③吴… Ⅲ . ①肺癌—防治 Ⅳ . ① R734.2

中国版本图书馆 CIP 数据核字 (2021) 第 265910 号

肺癌防治

—— 你必须知道的那些事

主　编　李强　庄翔　吴建林

出 品 人　程佳月
策划组稿　钱丹凝
责任编辑　税萌成
封面设计　杨璐璐
版式设计　杨璐璐
责任校对　方　凯
责任出版　欧晓春
出版发行　四川科学技术出版社
地　　址　四川省成都市青羊区槐树街2号　邮政编码：610031
成品尺寸　156mm×236mm
印　　张　15.5　字　数　310千　插　页 2
印　　刷　四川华龙印务有限公司
版　　次　2022年1月第 1 版
印　　次　2022年1月第 1 次印刷
定　　价　65.00元
ISBN 978-7-5727-0415-4

邮购：四川省成都市槐树街2号　邮政编码：610031
电话：028-87734035

本书编委会

主　编

李　强　庄　翔　吴建林

副主编

李　娟　周　鹏　王奇峰　万绍平

张文彬　刘晓琴　唐丽琴　文　彦

编　委

戴　维　范琳琳　胡　彬　廖　佳　胡小群　蒋　燕

赖　麒　李岳冰　李文瀚　李丽娜　刘　琪　刘晓玲

刘佳玲　罗　莎　梁　娟　毛国琴　乔　良　覃　胜

青浩渺　秦　芹　宋　欢　苏　俊　盛　利　苏　茜

宋　雪　田　博　田雨可　唐小丽　唐光秀　王　霄

王　祥　王丹青　吴　磊　王雅琴　王美力　王　静

魏　阳　汪建琼　肖　平　向　润　谢天鹏　谢少华

徐　娜　徐　锴　邢　燕　谢沛希　杨晓军　杨晓樽

杨　帆　严文凤　钟离军　张丽平　曾　雪　曾　英

周　琴　章雄丽　周　琴　郑　敏　赵静怡

致 谢

四川省科技交流中心

中国抗癌协会肿瘤防治科普专业委员会

四川省抗癌协会

四川科学技术出版社

序言

随着经济、社会的发展以及人们生活方式、环境的改变，恶性肿瘤已经超过心脑血管疾病，成为人类健康的最大敌人。在我国，肺癌一直占据癌症发病率和死亡率第一的位置。但大众却缺乏应对肺癌的能力，以致就诊时60%的肺癌患者已经是晚期，出现医疗费用巨大且治疗效果不佳的情况；同时，因为大众对肺癌常识性的知识知之甚少，导致发现肺结节时惊慌失措，治疗肺癌时惶恐不安，很多不正确的知识在民间流传，大众偏听偏信，也导致很多患者选择不恰当的应对方式，影响了治疗效果。因此，推进肺癌的科普宣传，为人们提供权威和实用的科普知识，积极改变大众主动吸烟和吸二手烟的情况，让大众注重肺癌筛查，做到肺癌的"早发现、早诊断、早治疗"，并运用肺癌诊治的新方法非常有必要。只有这样，才有可能使我国肺癌的发病率和死亡率在未来出现下降的趋势。

写一本针对性强、受读者欢迎的、关于肺癌的科普书籍并不容易。首先，肺癌的预防和诊治涉及多个专业，即便是诊治也有内科、外科和放疗科之分，而且和肺癌有关的人群也分多种类型，涉及体检者，不同分期、不同治疗方法的患者，患者家属等。因此，必须组织不同专业、具有科普能力的权威专家针对不同的需求进行编写。其次，医

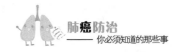
生与患者、大众的视角不同，关注点也不相同，而科普作品需要从大众的视角出发，通俗易懂，便于大众阅读。

四川省肿瘤医院（研究所）·四川省癌症防治中心·电子科技大学医学院附属肿瘤医院是国家肿瘤科临床重点专科、国家疑难病症诊治能力提升工程建设项目单位，在肺癌的诊治方面处于全国领先地位，于2013年8月率先在西南地区成立肺癌多学科综合诊疗协作组，涵盖了影像科、病理科、胸外科、化疗科、放疗科等不同专业的专家。四川省癌症防治中心负责全省全身的癌症筛查，并开展癌症早诊早治的技术推广等，面向全省城乡居民普及癌症预防和治疗的核心知识，拥有多名国家级和省级的科普专家。

四川省肿瘤医院（研究所）作为四川省癌症防治科普基地，组织具有多年肺癌诊治经验的权威专家和一线医护人员，采集了大众和患者及家属最关心部分的问题，从他们的视角出发，联合健康教育专家和具有亲身经历的志愿者们共同编写了本书。本书全面介绍了肺癌的三级预防、诊断、治疗、护理和心理疏导等方面的科普知识，也介绍了近年来越来越火的靶向治疗和免疫治疗等新技术、新方法、新规范，希望能帮助患者朋友们选择正确的预防和治疗方法。

李　强　教授　博士生导师
享受国务院特殊津贴专家
中华医学会胸心血管外科学分会委员
四川省医学会胸心血管外科专业委员会候任主委

2021年10月

前　言

　　肺癌，既是一个"老生常谈"的问题，也是一个"层出不穷"的问题。首先，肺癌的威胁一直没有变，近年来肺癌一直都是我国发病率和死亡率第一的癌症，其"霸主"地位一直未变，死亡人数也遥遥领先于其他癌症。在 2020 年世界卫生组织公布的数据中，2020 年中国癌症死亡人数 300 万，肺癌死亡人数高达 71 万，占癌症死亡人数总数的 23.8%。其次，肺癌防治方法也发展迅速，新的技术和药物不断运用于临床诊治，而这些"新"不仅让大众感到困惑和纠结，即便是非肿瘤专业的医生也需要不断学习才能适应这些日新月异的变化。

　　对于健康的体检者而言，随着肺部 CT 检查的普及，发现肺结节的人越来越多。据一项研究显示，在做螺旋 CT 的人群中，有大约 1/5 的人可能发现有肺结节。在本书的采编过程中，很多人都说发现肺结节后出现了焦虑、恐惧等心理，我们把它戏称为"肺结节综合征"，有的人现场作诗："发现肺结节，立马疑神鬼，白天忙挂号，晚上熬度娘。你说需要切，他说要观察，把酒怼青天，结节如何消？"还有人存在各类疑问："肺结节是肺癌吗？""肺结节切还是不切？""多发结节是不是转移了？""随访会导致肺癌变成晚期吗？"……其实，我们发现肺结节的目的是想从中发现没有任何症状、表面健康的早期肺癌患者，体检时发现的肺结节绝大多数都是急、慢性炎症或良性肿

1

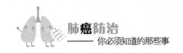

瘤，把肺结节全都当成癌症真是冤枉了它。

临床上，需要就诊和治疗的癌症患者及其家属通常存在着许多的困惑。在本书的采编阶段，一个患者家属说："进了医院门，结果摸不到门。"的确，肺癌的诊治即便对专业人士来讲都不是一件简单的事，更何况家属。尤其近年来外科治疗技术和放疗技术突飞猛进，靶向治疗和免疫治疗新药的不断出现，更加深了患者和家属的疑虑："靶向治疗能取代化疗吗？""基因检测是不是越贵越好？""免疫治疗又是怎么回事？""临床试验真能挽救没法治的患者生命吗？"……其实，患者和家属能够做的就是了解肺癌的常识，根据医生的建议，理智、合理地选择规范的治疗方式，保持抗癌的信心和决心。

肺癌患者的家属真的很难，在本书的采编过程中，一个晚期肺癌患者的家属哭着告诉我们："我们的痛一点不比患者少，患者起码还能给医生说，我们却只有打烂门牙咽肚里，还要一直强装笑脸。"的确，家属在诊治过程中承担着决策、护理、经济、心理疏导等方面的巨大责任，"治疗是激进还是保守？""究竟这个治疗能让患者活多久？""如何和一些性情大变的患者沟通？""需不需要瞒着患者？"……其实，在中国这个"孝"文化的国度，以家庭为单位共同抗癌和防癌，是最有效和最重要的方式。家属在负重前行的过程中，能够做的就是学习、宽容和互相依靠，对患者好也要对自己好。

本书由四川省肿瘤医院组织肺癌诊治的权威专家、一线医护人员、健康教育专家和具有亲身经历的志愿者们共同编写，全面涵盖了肺癌的三级预防、诊断、治疗、护理和心理疏导等方面的重要知识点，围绕不同人群的关注点，介绍常识性的科普问题，希望能帮助他们在抗癌的道路上，走得轻松一点。

肺癌诊治是个很专业的问题，诊治方法日新月异，很多观点和理念也在不断改变，本书仅供读者了解肺癌防治的常识性内容，并非要通过阅读把读者培养成专业的医生，千万不要用自己的喜好去挑战专业的权威，每个人的情况都不同，具体诊治意见还是应以专业医生的意见为准。

本书的内容以科普为目的，仅代表作者的观点，如有不当之处，请广大同行多提宝贵意见，以便及时更正。

吴建林 教授
四川省医院协会副会长
四川省抗癌协会肿瘤与
预防专业委员会主任委员

庄 翔 胸外科博士 教授
中国抗癌协会肿瘤防治科普专业委员会常委
四川省抗癌协会肿瘤防治科普专业委员会主任委员
四川省医学会科学普及专业委员会常委

2021 年 10 月

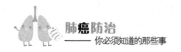
　　如果您准备去做肺部检查，为选择什么样的体检方法而发愁，您可以重点读第一章和第二章。

　　如果您在体检中发现了肺结节，为此感到彷徨和困惑，您可以重点读第三章。

　　如果您是肺癌患者或是肺癌患者的家属，为此紧张而无助，您可以根据正在进行的治疗方法，重点读第四章。

　　如果您是肺癌患者的家属，为此负重而行，心理郁闷却无法表述，您可以重点读第五章。

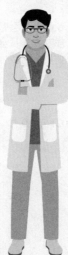

你想知道的，您应该知道的问题都在这！

目 录

第二章 未雨绸缪——让肺癌不可怕

第三章　从容不迫——肺结节不再闹心

第四章 瞄准目标——诊治肺癌有办法

第一节 关于就诊

第二节 手术治疗

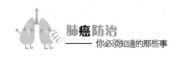

第五节　内科治疗——分子靶向治疗

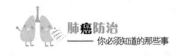

第五章　共同抗癌——家庭温暖很重要

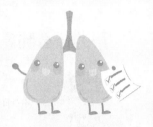

第一章

近在咫尺——肺癌就在我们身边

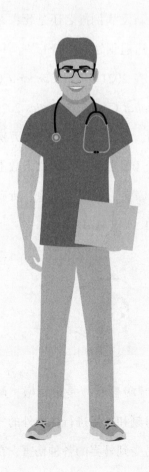

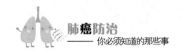
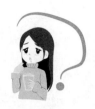

1. 为什么肺癌被称为"癌王"？

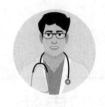

答： 根据国家癌症中心最新数据显示，2016年中国新发癌症 406.4 万人，而肺癌是所有癌症中新发病例最多的，为 82.8 万例。在中国人的死亡原因排名中，癌症也已经跃居第一，2016 年中国癌症总死亡人数 241.4 万，肺癌仍然高居第一，为 65.7 万，占癌症死亡总数的 27.2%。因此，在我国无论是从新发病例排名还是死亡人数排名，肺癌都排在第一位，是当之无愧且遥遥领先的"癌王"。

在全球，肺癌的情况也非常严峻，在 2021 年 *CA Cancer J Clin* 发布的《癌症统计（2020 年版）》（*Global Cancer Statistics* 2020）中，2020 年全球癌症新发病例 1 930 万例，较 2018 年的 1 810 万例继续上升，肺癌新发病例数排名第二，略低于乳腺癌。在死亡人数上，2020 年肺癌依然是全球死亡人数最多的癌症，继续"领跑"所有癌症，其死亡人数占所有癌症死亡人数的 21.5%。■编写：乔良

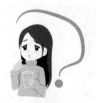

2. 肺为什么更容易得癌？

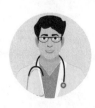

答： 肺是人体的呼吸器官，是最娇嫩、最辛苦的脏器之一，需要时刻和外界进行体内外的气体交换，因此，肺很容易受到外界的各种伤害，在长

期内外因素伤害下，肺癌就会发生。

我们的肺长什么样？从解剖来看，它们位于胸腔内心脏的两侧，分为左肺和右肺，其中左肺分为上下两个叶，右肺分为上、中、下三个叶，每个肺叶又分成不同数量的肺段。肺具有柔软的、海绵样的构造，正常人的肺是红润的，长期吸烟或吸入有害气体的人的肺是深色的，患了肺癌的肺也会出现不同形态的病灶。

我们的肺如何进行气体交换呢？是通过"运输"和"交换"两个环节达到的。当我们吸入氧气时，它会通过我们的气管分流到左、右支气管，再通过左、右肺叶的支气管分流到细支气管、终末支气管、肺泡管等，随着这"庞大"、不断分化、不断变细的交通路线，最终到达气体交换的地方——肺泡。肺泡是我们气体交换的"超级工厂"，我们的肺共有 3 亿个肺泡，交换面积有 80~100 平方米，当我们吸入的氧气到达肺泡，会通过肺泡壁被血液吸收，并运送到身体的各个脏器，而人体产生的二氧化碳和其他废气也会从肺泡壁进入肺泡，在呼气时通过运输系统排出体外。

肺的气体交换系统是高效的，我们正常成人的呼吸为 10~20 次 / 分钟，平均 3 秒以内就可以完成一次气体交换；肺也是忙碌的，如果一个人活到 80 岁，会有 8 亿次左右的呼吸；肺也是任劳任怨的，不论外界的气体质量如何，它都不会罢工。因此，我们的岁月静好全靠肺等全身脏器的负重前行，我们应该且行且珍惜。

在各种致癌因素的长期作用下，我们的肺的运输和交换处的细胞也可能会恶变为癌。原发性肺癌就是起源于支气管上皮或肺泡上皮的癌。肺癌根据发生的部位分为中心型肺癌和周围型肺癌。中心型肺癌发生在比较粗的气管、支气管等靠近心脏的部位，而周围型肺癌发生

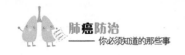
在细支气管、肺泡管、肺泡等部位，靠近肺的周边。如果我们把肺比喻为一棵树，那么中央型肺癌的位置就是发生在树的枝干，而周围型肺癌的位置就是在越来越细的树枝。■编写：庄翔

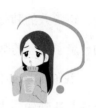

3. 什么原因会增加得肺癌的风险？

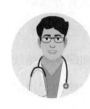

（1）主动吸烟和被动吸烟：这是最常见的原因，吸烟者发生肺癌的风险比不吸烟者高 20 倍，与吸烟者生活在一起的非吸烟者，得肺癌的风险也增加了 20%~30%。

（2）环境因素：在室内密闭环境中烹饪、使用碳等燃料取暖；室内装修材料中的致癌成分超标；工业废气和汽车尾气等导致的大气污染。

（3）大剂量电离辐射。

（4）职业暴露：长期在工作环境中接触石棉、煤焦油、甲醛等物质。

（5）有长期肺部疾病的病史：例如患有慢性支气管炎、肺结核、支气管扩张等。

（6）家族聚集和遗传性：如果家族或家庭中有两人及以上患肺癌，其他成员得肺癌的风险也会增加。

（7）其他因素：病毒感染者，例如艾滋病患者，以及长期不喜欢吃水果、蔬菜者，得肺癌的风险也会增加。■编写：王雅琴

4. 什么原因导致女性肺癌患者这么多?

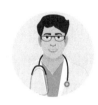

答：女性患肺癌主要与二手烟（家庭和职场暴露）、厨房油烟、家族肺癌史有关。

肺癌是女性发病率第二、仅次于乳腺癌、死亡率第一的恶性肿瘤。近年来，很多人，包括很多医生都感到女性肺癌患者在增多，但从中国癌症数据统计来看，女性患肺癌的增长率并不比男性的增长率高，然而体检和就诊愿望比男性强，因此肺结节就诊的女性患者多。

女性患肺癌的第一大原因是二手烟：中国女性是世界上吸烟率最低的人群，但中国的吸烟人群是世界上最多的。根据研究显示，和重度吸烟的丈夫生活30年，患肺癌的概率比正常人高6倍。另外，由于中央空调的广泛使用，办公楼更加密闭，二手烟雾的气溶胶属性更具危害性，烟民吐出的热烟雾比吸入的冷烟雾有害物质浓度高4倍。中国女性患肺癌的第二大原因是厨房油烟，现有研究发现，在没有排烟设备的厨房炒菜一小时，相当于吸了一包烟。预防厨房油烟的方法要靠抽油烟机和厨房不要密闭，抽油烟机也需要在烹饪结束后继续开10~15分钟以完全抽出废气，但最重要的是改变饮食习惯，少烹饪油大、味大的食物，这不仅可以预防肺癌，还可以预防胃癌、肠癌，甚至预防高血压、糖尿病等慢性疾病。女性患肺癌的第三大原因就是家族聚集和遗传性，如果家中有近亲患肺癌，应该进行肺癌筛查。■编写：庄翔

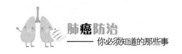
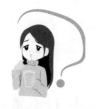

5. 我密切接触患肺癌的人，会得肺癌吗？

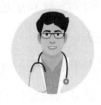

答：有些人认为肺癌会传染，因此远离或歧视身边患肺癌的人。肺癌是肯定不会传染的，除非肺癌患者还合并活动期肺结核，其仅仅是因为这个阶段的结核有传染性，而肺癌本身是不会传染的。■编写：廖佳

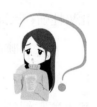

6. 肺部慢性疾病会发展为肺癌吗？

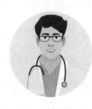

答：不是所有肺部慢性疾病都会发展为肺癌。但是肺部慢性炎症的持续存在能够促进支气管肺泡干细胞的增殖，并且诱导上皮细胞向肺癌细胞发生转变。肺部慢性疾病患者发生肺癌风险更高。

肺部慢性疾病包括慢性阻塞性肺疾病、结核病、结节病、哮喘、肺尘埃沉着病、特发性肺纤维化等，它们和肺癌都有着共同的病因——肺部慢性炎症。而肺部慢性炎症与肺癌的发生、发展密切联系，各种肺部炎症性疾病均存在向肺癌发生转变的可能，两者之间的关系极其复杂。如慢性阻塞性肺疾病合并肺癌好发于吸烟者、老

年男性，与此同时，肺癌也是慢性阻塞性肺疾病患者死亡的主要原因之一。这些慢性病的发生是由物理酸化、细胞缺氧和细胞活性降低等引起的肺细胞感染，致使这些病例的癌症发病率高于正常人。此外，肺和支气管的慢性炎症以及肺纤维的瘢痕病变可能在愈合过程中导致鳞状上皮化生或增生，在此基础上，一些病例可能发展成癌症。■编写：王雅琴

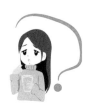

7. 不抽烟、具有良好生活习惯的人为什么也有得肺癌的？

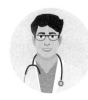

答： 肺癌的病因复杂，包括不良生活习惯、环境因素、职业因素等，具有良好生活习惯的人得肺癌的概率相对较低，但不能杜绝肺癌。

时常有患者说："我不抽烟、不喝酒、不接触二手烟，为什么会得肺癌？"肺癌的发生与吸烟有密切关系，同时与环境污染、职业暴露、人口老龄化等原因都有关。仅靠一级预防就是病因预防是不能杜绝癌症的，由于我国烟草消费量仍在不断增加，大气污染尚未得到有效控制，加之人口平均期望寿命的延长及老年人口的比重不断加大，预期在今后 10 年内我国大城市的肺癌发病率仍呈上升趋势，但增速将趋缓，进入平台期。在今后 20 年内我国中小城市和广大农村地区的肺癌发病率将继续保持快速上升趋势。

有效的控烟措施能预防肺癌，而对肺癌高危人群进行低剂量螺旋

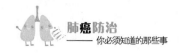
CT（LDCT）筛查可以早期发现、早期诊断与治疗，改善预后，降低肺癌死亡率。因此，肺癌还要靠二级预防，就是早发现、早诊断和早治疗。而不是仅仅靠养成良好生活习惯。■编写：王雅琴

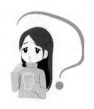

8. 什么样的生活习惯能减少得肺癌的可能?

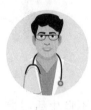

答：癌症是基因和环境交互作用的结果，预防肺癌最简单的方法是尽早戒烟；保持标准体重、每天至少运动 30 分钟；多吃果蔬、减少动物性脂肪摄入。

世界卫生组织认为，1/3 恶性肿瘤可预防，1/3 可治疗，1/3 可治愈。一级预防又称病因预防，是在疾病未发生时针对病因采取的措施，加强对病因的研究，减少与危险因素的接触。环境包括外部环境（例如空气、水）和个人的生活方式，是可改变的危险因素；基因属于不可改变的危险因素。我们在防癌措施的指导上，一般指的是可改变的危险因素。具体到肺癌上，可概括为戒烟、运动和饮食习惯的改变。

吸烟与肺癌有明确的因果关系，预防个人吸烟和促进戒烟的方法，仍然是预防肺癌的最有效手段。吸烟量越大、吸烟时间越长的人罹患肺癌的风险越高，戒烟时间越久的人获益越大，为了自己的健康，生活中越早远离烟草越好，具体内容可参考本书相关章节。

运动和锻炼可以降低癌症的发生率。有一项调查了欧美 144 万

人每日运动量的报告显示，锻炼可以显著降低肺癌的发病率，降低率高达 26%；无论肥胖与否、无论吸烟与否、无论合并其他疾病与否都可以运动。运动形式方面，有氧锻炼如快走、慢跑、跳广场舞、打篮球、打乒乓球等都可以，建议运动时间 20~30 分钟 / 天，一周 3 小时左右。

饮食方面，要拒绝含糖饮料，限制高能量食物摄入。美国心脏协会建议 2~18 岁的儿童及青少年，每日糖摄入量 ≤ 25 g；蔬菜、水果摄入量过少，也易导致肺癌，美国癌症研究学会建议每顿饮食至少有 2/3 的植物性食物（蔬菜、水果、全谷类和豆类），其中水果摄入量每天 300 g 以上。减少加工肉制品的摄入，每周不超过 500 g。保持低盐饮食，每日食盐摄入量 < 6 g。此外，在生活中应尽量从饮食中获取必要的营养素，只有在临床表现或生化指标提示营养素缺乏时，才需要考虑服用营养素补充剂。■编写：王雅琴

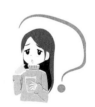

9. 少抽烟是不是就不容易得肺癌？

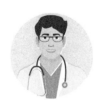

答：吸烟是肺癌最常见的危险因素，大约 85% 的肺癌患者有吸烟史。患肺癌的风险与每天吸烟的数量和吸烟时间的累积持续时间有关，因此，少抽烟但持续时间长的人，得肺癌的风险依然高于正常人，因此，预防肺癌需要远离烟草，尽早戒烟。

说到吸烟，如何衡量个体吸烟量的多与少呢？我们一般会使用吸烟指数（SI，单位为年支，每日吸烟支数 × 吸烟年数）这个概念，

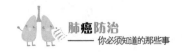

如果吸烟指数 ≤ 200 年支，则属于轻度吸烟者；如果吸烟指数 ≥ 400 年支，则属于重度吸烟者；吸烟指数在 200~400 年支的属于中度吸烟者。吸烟指数达到 400 年支的人属于肺癌的高危人群，只有戒烟超过 15 年，才能脱离肺癌高危人群。

吸烟对肺的伤害有多大呢？自 1964 年《吸烟与健康》中首次将吸烟与肺癌联系起来之后，吸烟与肺癌已确定了明确的因果关系，肺癌的发生、死亡中有 42.7% 可归因于吸烟。吸烟者发生肺癌的概率比不吸烟者平均高 10 倍，重度吸烟者可高 10~25 倍。《科学》杂志曾有报道，人们每天吸一包烟，持续一年，就会导致原本正常的每个肺细胞每年出现 150 个基因突变。开始吸烟的年龄越小、吸烟量越大，烟雾吸入得越深，吸烟年限越长，肺癌发生的风险就越大。

值得注意的，二手烟是导致患者发生肺癌的危险因素之一，占所有肺癌病例的近 1%。我们应该严格制止公众场合吸烟的行为，避免人体过多地人暴露在吸烟环境中。如果想要降低发生肺癌的概率，还是建议您尽快戒烟，必要时可接受治疗。■编写：王雅琴

10. 老烟民戒烟还能预防肺癌吗？

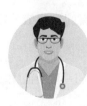

答： 可以的！戒烟越早，效果越好，不仅可以降低肺癌发生率，还可以降低其他疾病的发生率。

吸烟时间久、吸烟量大的人群，也就是所谓的老烟民（吸烟总量达到 400 年支），属于肺癌高

危人群，也就是肺癌筛查的重点人群。吸烟可以大大增加罹患肺癌的风险，如果每天吸烟超过 5 支，75 岁死于肺癌的概率达 25%。有相关研究结果显示，吸烟者比不吸烟者肺鳞癌发病风险高 5.8 倍、肺腺癌发病风险高 1.8 倍。已戒烟者罹患肺癌的危险性比那些持续吸烟者低，但与从未吸烟者相比，肺癌发病率仍高 9 倍，随着戒烟时间的延长，发生肺癌的危险性逐步降低。

关于戒烟的时间，戒烟越早罹患肺癌的风险越低，对于 60 岁、50 岁、40 岁和 30 岁戒烟的男性来说，已证明肺癌的累积风险依次下降至 10%、6%、3% 和 2%。此外，戒烟 5 年以上，肺癌发病风险比持续吸烟者降低 39.1%。如果戒烟时间超过 15 年，就可以脱离肺癌高危人群。

戒烟不仅会降低肺癌的发生率，还可以减少高血压、心脏病等多种心血管疾病及胃十二指肠溃疡、骨质疏松症的发生，提高生活质量。吸烟是一种慢性成瘾性疾病，戒烟过程中容易出现复吸，建议可以由经过培训的卫生专业人员进行管理，提高个体戒烟的成功率。■编写：王雅琴

11. 靠吃保健品来预防肺癌靠谱吗？

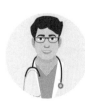

答：靠所谓养肺的保健品来预防肺癌是不靠谱的，一边抽烟一边寻求解烟毒的药来防肺癌更不靠谱。癌症是基因和环境交互作用的结果，预防肺癌最简单的方法是尽早戒烟，远离污染环境；保

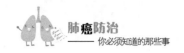

持标准体重，每天至少运动 30 分钟；多吃果蔬，减少动物性脂肪摄入。■编写：王雅琴

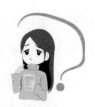

12. 肺癌是如何发生、发展的?

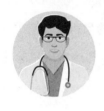

答： 人体正常细胞发展为癌细胞，是一个长期的过程，因此，通过病因预防和早发现、早诊断、早治疗，可以让人们远离肺癌或大大减少肺癌的危害。

原发性肺癌起源于支气管上皮细胞或肺泡上皮细胞的癌，支气管上皮或肺泡上皮的正常细胞，转变为癌细胞一般是较长的过程，甚至需要 10~30 年的时间。过程为：上皮细胞的基因突变—上皮细胞失去正常调控而异常增生—上皮组织发生原位癌—浸润性癌—转移癌。在这个过程中，我们人体也在和这些"坏蛋"激烈地斗争，并不是所有的基因突变或癌细胞最后都能发展为肺癌，只有在致癌因素持续存在或癌基因最终占据优势时，肺癌才能发生，当到达浸润性阶段时，肺癌就彻底失去控制，发展时间会变得很快，治疗效果也越来越差。因此，改变生活习惯、改进室内和室外空气质量，预防肺癌，及时进行肺癌筛查，无论什么年龄，都不算晚。■编写：李岳冰

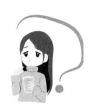

13. 肺癌、肺肿瘤是一样的吗？

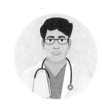

答：不一样，肺肿瘤包括了肺部的良性肿瘤和恶性肿瘤，肺癌仅仅是肺恶性肿瘤中的一种疾病。

肺的良性肿瘤有错构瘤、结核瘤、炎性假瘤、纤维瘤、软骨瘤等。它们起源于支气管和肺的不同类型的细胞，其共同的特点是生长缓慢，不会出现外侵、转移，如果肿瘤小，往往没有症状，手术切除后大多不会复发，一般不会危及生命。肺恶性肿瘤包括肺癌、肺肉瘤、支气管腺瘤等，其中肺癌是最常见的恶性肿瘤，具有生长快，浸润周围脏器，淋巴结转移和全身多器官转移，如脑、骨、肝转移的特点，若不及时治疗，可能危及生命。■编写：谢天鹏

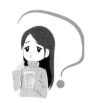

14. 肺良性肿瘤会变为肺癌吗？

答：肺良性肿瘤大多不会转变为肺癌，但结核和硅肺（旧称矽肺）所形成的肺肿瘤，由于长期慢性感染，可能增加患肺癌的风险。

在肺的良性肿瘤中，肺错构瘤是最常见的，它是正常肺组织胚胎发育异常导致的瘤样畸形，不会转化为肺癌，炎性假瘤、纤维瘤、软骨瘤等，也不会转化为肺癌。肺结核、硅肺与肺癌

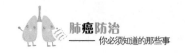
的发生没有直接的关系，但是肺结核、硅肺会对肺部造成慢性损害，其钙化和瘢痕的病灶、陈旧性空洞，可以导致支气管、肺泡上皮细胞异常增生，对肺癌的发生有间接的促进作用。因此，对于硅肺、肺结核治疗后仍存在陈旧病灶的患者，应该每年复查胸部CT，如果病灶长大或出现新的病灶，应警惕肺癌的发生。■编写：杨晓军

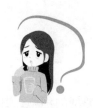

15. 什么是肺癌的早、中、晚期?

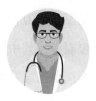

答：肺癌的早、中、晚期是患者和家属对肺癌通俗的理解，而在临床上，医生是根据TNM分期来评估肺癌的严重程度并指导临床治疗的。

TNM分期中，T指肿瘤大小、N指淋巴结转移情况、M指有无全身其他脏器转移，根据TNM分期把肺癌分为Ⅰ、Ⅱ、Ⅲ、Ⅳ期，而没有早、中、晚期的定义。对应这个分期方法，TNM分期为Ⅰ期，就是患者和家属所理解的早期，这种阶段肿瘤较小，没有淋巴结转移和其他脏器转移的情况，绝大多数患者治疗效果较好。TNM Ⅱ期和Ⅲ期就是患者和家属理解的中期，这个阶段肿瘤较大，已经有不同程度的淋巴结转移，但没有其他脏器转移的情况，经过积极治疗可以让病情缓解。TNM分期为Ⅳ期，就是患者和家属所理解的晚期，这个阶段肺癌已经存在脑、骨、肝脏等脏器转移，治疗效果相对较差。■编写：谢天鹏

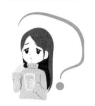

16. 什么是肺癌的外侵、转移、复发?

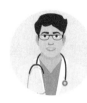

答: 肺癌外侵是指其在生长过程中侵犯了相邻的脏器,并引起一系列病变。例如侵犯了胸膜,就可以导致恶性胸水,侵犯了上腔静脉,使其狭窄和闭塞,可以导致颜面部肿胀,出现头晕、头疼的症状。

肺癌转移是指其在生长过程中侵犯了淋巴管或血管,癌细胞进入淋巴液或血液中,随淋巴管或血管运行到远离原发病灶的淋巴结或其他脏器中,形成和原发病灶类型一致的病灶。出现外侵和转移,提示肺癌已经是中期或晚期,例如锁骨上淋巴结肿大并证明是转移,就是 TNM 分期的 Ⅲ B 期,而出现了脑、骨、肝脏、肾上腺转移癌,就是 TNM 分期的 Ⅳ 期。

肺癌复发是指肺癌在治疗后消退,但过一段时间后,又在相同的位置出现或长大,这种情况提示肺癌在治疗中出现耐药,或治疗后残存的癌细胞生长导致了复发。■编写:庄翔

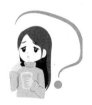

17. 早期肺癌有什么表现?

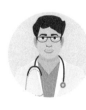

答: 肺癌的症状与其所在的位置、癌的类型和分期息息相关,早期肺癌往往没有症状或症状轻微。

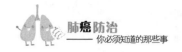

早期肺癌病灶小，没有转移，如果其生长在肺的周围，往往没有特殊的症状，只有在体检做 CT 时才能发现。如果其生长位置靠近肺门，刺激支气管或肺段支气管，患者可出现顽固性咳嗽，服用感冒药可能暂时缓解但反复出现，甚至出现痰中发现血丝或血滴的情况。因此，一旦出现以上两种情况一定要及时到医院进一步检查，而不要将其当作感冒或咽炎长期治疗，以免延误最佳治疗时机。■编写：苏俊

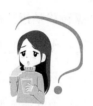

18. 有哪些症状要警惕肺癌？

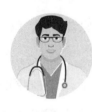

答：早期肺癌往往没有症状或症状轻微，但当肺癌逐渐进展，就会出现胸痛、长期咳嗽、咯血、声音嘶哑等症状，如果转移到头部，会出现头疼、头晕、呕吐的症状。如果转移到骨，会出现骨疼的症状。

胸痛是由于癌组织浸润胸膜所致；咯血常因为癌组织侵犯支气管黏膜而引起，咯血量一般很少；声音嘶哑是由于转移淋巴结压迫喉返神经所致；部分患者也会出现肺外症状，如骨关节肿大、内分泌紊乱等情况，这是由于肺癌产生和分泌激素或激素类物质所致。■编写：盛利

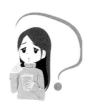

19. 肺癌癌前病变和癌是一回事吗?

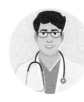

答：完全不一样。腺瘤样变、原位腺癌属于肺癌的癌前病变，其不具备转移的特性，是可以治愈的，其有可能进一步发展为肺癌，而肺癌具有浸润性和转移性的特性。

腺瘤样变、原位腺癌等癌前病变和浸润性腺癌属于不同的概念。前两者为癌前病变，即有进一步发展成为浸润性腺癌的可能性，但其具有生长惰性，对人的危害小，因此被称为癌前病变。癌前病变多年随访可能变化很小，甚至无进展。对于惰性癌前病变动态随访比尽早地积极手术切除显得更合理，而一旦诊断为肺癌就需要积极治疗。■编写：胡彬

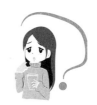

20. 腺癌、鳞癌、小细胞癌是什么?

答：这些是肺癌的病理分型。肿瘤的病理学分型是通过肺癌的形态学特征来发现它的来源和它和生物学行为，用于指导临床的诊治。

根据肺癌细胞在显微镜下的形态特点，可以初步分为两种类型：小细胞肺癌和非小细胞肺癌。这两种类型肺癌的生长特点、扩散风险和治疗方案均不相同。非小细胞肺癌又分为腺

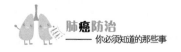

癌、鳞癌和大细胞癌，其中腺癌是最主要的类型，约占非小细胞肺癌的 50%，是绝大多数女性患者的肺癌类型。■编写：苏俊

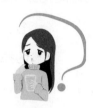

21. 什么叫多原发肺癌？

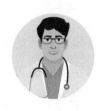

答：多原发肺癌指肺癌生长在肺的两个及以上位置，但每个病灶都是独立的病灶，相互之间没有转移关系的癌症类型。例如一个在左肺上叶，一个在右肺下叶，手术切除后，发现其中一个是鳞癌，另一个是腺癌，相互之间不是"母子"关系，都是独立的原发性肺癌。近年来，随着螺旋 CT 检查的普及，多原发肺癌也越来越多地被发现，并引起了医生和患者的重视。■编写：盛利

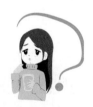

22. 得了肺癌就没治了吗？

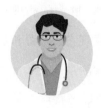

答：一派胡言。早期肺癌绝大多数是可以治愈的，即便是晚期肺癌，随着靶向治疗、免疫治疗等新方法的出现，也显著地延长了患者的生存时间。从国外的数据看，通过肺癌的三级预防，1990—2017 年间美国男性肺癌患者死亡率下降了 51%；2002—2017 年间美国女性肺癌患者死亡率下降了 26%；2013—2017 年间美国

男性新发肺癌病例每年下降 5%，美国女性新发肺癌病例每年下降 4%，因此，肺癌是既可防又可治的！

很多患者一知道自己得了肺癌，立马就不治疗了，认为只要是肺癌，无论什么情况都是人财两空。我们来看看下面的权威数据。首先，大家要知道临床评价肺癌的治疗效果是用 5 年生存率来评价，其基本等同于普通群众理解的治愈率。对于肺的不典型腺瘤样增生、原位腺癌和微浸润腺癌，其 5 年生存率几乎达到 100%，就是大家说的可以治好。根据美国癌症联合委员会（AJCC）第八版肺癌分期对近万例的患者的随访结果发现，随着病情进展，生存率逐渐降低，ⅠA 期、ⅠB 期、ⅡA 期、ⅡB 期、ⅢA 期、ⅢB 期、ⅢC 期、Ⅳ期的 5 年生存率分别为 80%~90%、73%、65%、56%、41%、24%、12%、10%，但相对于 2008 年 AJCC 发布的第七版肺癌分期的研究结果，Ⅲ期和Ⅳ期肺癌的生存时间得到了明显改善。■编写：宋欢

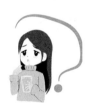

23. 得了肺癌可以保守治疗吗？

答：在任何肺癌诊治的医学名词中，都没有保守治疗这个词条，所以，不可能也无法进行保守治疗。

保守治疗这个概念，在医学书中查不到，在大众和部分媒体中，出现的频率却很高。很多患者和家属对保守治

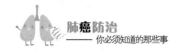

疗主要存在以下几个误区：第一，肺癌既然治不好，不如不治。第二，放疗、化疗、手术等治疗有一定创伤，受了罪又治不好，搞得患者生不如死，不如在患者人生最后的时光里度过一段无忧无虑的时光。第三，中医药治疗没有副作用，有个别患者还治好了，既然西药治不好，不如去开点中药，找点偏方，或许还有救，也没那么痛苦。

关于第一个误区，我们已经解释了，现在肺癌治疗的发展相比十年前，真是突飞猛进，没有你想不到的，只有你做不到的，所以患了肺癌真要治；还要强调一点，我们国家真的强大了，不仅基本达到全民参保，而且现在很多治疗肺癌的药，包括国际最新的药也可纳入社保了，过去"一个肺癌，一家返贫"的情况也基本得到了解决，所以得了肺癌一定不要抛弃、不要放弃。

关于第二个误区，对于早期和中期的肺癌患者，这个观点肯定错了，随着肺癌诊治技术的发展，放疗、化疗、手术的创伤越来越小，效果越来越好，新的靶向治疗的副作用相比化疗大大降低，而且分期越早的患者，大多数通过手术或放疗的单一治疗方式就可以治愈，痛苦真没想象中那么大。但对于已经采取了现有治疗手段仍然无效的晚期肺癌患者，也需要综合各方面因素考虑，不要轻易放弃治疗。

关于第三个误区，我们需要谈谈中医在肺癌治疗中的作用，其实，中医药治疗很早就在肺癌治疗中发挥了重要作用，也是肺癌综合治疗的一种重要辅助方式，从现有的研究看，单靠中医药治疗是无法治愈肺癌的，在患者进行放疗、化疗、手术等治疗的时候，我们可以通过中医药治疗去抑制肺癌细胞增殖，减轻患者对治疗的反应，提高机体的抗病能力，促进机体功能恢复。还有一点要提醒大家，中医药治疗一定要找正规的医院和有资质的医生，提防上当受骗。如果要购买药品，一定要看清包装上写的是中成药、保健品还是什么都没有的三无产品；如果遇上发小广告的，那一定是假的；如果哪个"神医"告诉你只需要吃他的药就可以治愈肺癌，那肯定是骗你的…… ■编写：庄翔

参考文献

［1］唐敏强，杨俊俊，徐兴祥. 肺部慢性炎症与肺癌相关性的研究进展 [J]. 国际呼吸杂志，2017，37（11）：849-853.

［2］Houghton A M, Mouded M, Shapiro S D. Common origins of lung cancer and COPD[J]. Nat Med，2008，14（10）：1023-1024.

［3］Moore S C, Lee I M, Weiderpass E, et al. Association of Leisure-Time Physical Activity With Risk of 26 Types of Cancer in 1.44 Million Adults[J]. JAMA Internal Medicine，2016，176（6）：816.

［4］沈洪兵，俞顺章. 我国肺癌流行现状及其预防对策 [J]. 中国肿瘤，2004（05）：18-20.

［5］赫捷，李霓，陈万青，等. 中国肺癌筛查与早诊早治指南（2021，北京）[J]. 中国肿瘤，2021，30（02）：81-111.

［6］车国卫. 肺常放心——肺结节的前世今生 [M]. 成都：四川科学技术出版社，2020.

［7］李治中. 深呼吸：菠萝解密肺癌 [M]. 北京：清华大学出版社，2018.

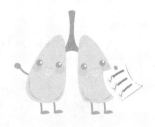

第二章

未雨绸缪——让肺癌不可怕

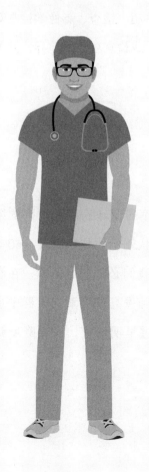

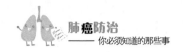
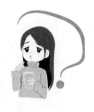

1. 常规体检和癌症筛查体检是一样的吗?

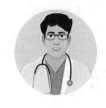

答:不一样。常规体检是对心、肝、肾功能,血糖,血脂,血压等进行检查,掌握人体的一般状况,可早期发现一些常见的慢性病。癌症筛查体检是对高危人群,使用相关的检查方法,达到早期发现癌症的目的。虽然常规体检中一些超声检查、影像学检查对发现癌症有所帮助,但由于其关注点不同,或检查项目的差异,并不能代替癌症筛查体检。■编写:庄翔

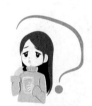

2. 为什么要做肺癌筛查?

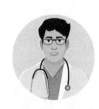

答:肺癌的死亡率居全球癌症死亡率的第一位,其原因就是有症状就诊的肺癌患者,60%都是肺癌晚期,因此,我们必须通过体检,在看起来健康、无症状、有肺癌高危因素的人群中主动去寻找早期和极早期的肺癌患者,通过早期治疗,大幅降低肺癌的死亡率。■编写:庄翔

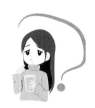

3. 你是肺癌的高危人群吗？

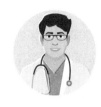

答：肺癌高危人群是指相对正常人群得肺癌风险更高的人群。

《中国肺癌筛查与早诊早治指南》中定义肺癌高风险人群包括：年龄在 50 岁以上的人群；吸烟者：吸烟包年数 ≥ 30［吸烟包年数 = 天吸烟的包数（每包 20 支）× 吸烟年数］，包括曾经吸烟包年数 ≥ 30，但戒烟不足 15 年；被动吸烟者：与吸烟者共同生活或同室工作 ≥ 20 年；患有慢性阻塞性肺疾病的人；有职业暴露史（石棉、氡、铍、铬、镉、镍、硅、煤烟和煤烟尘）至少 1 年的人；FDR（FDR 指父母、子女及兄弟姐妹）确诊肺癌的人。

目前肺癌发病率有逐步年轻化趋势，30~70 岁都属于肺癌高发阶段，但国内大多数指南还是建议将 50~74 岁的群体作为肺癌筛查的重点人群。吸烟和被动吸烟者应该警惕肺癌的发生，开始吸烟年龄越早、吸烟量越多、烟龄越长，患肺癌的风险越高。慢性阻塞性肺疾病是由慢性炎症引起的气道病变，可导致肺泡破坏，支气管管腔狭窄，终末期不可逆性肺功能障碍。多项临床研究显示，有慢性阻塞性肺疾病者患肺癌风险均高于无慢性阻塞性肺疾病者。有职业暴露的人群，由于长期暴露于放射性物质中，使这些放射元素诱发细胞癌变的机会也增加。肺癌也有家族聚集的特点，有肺癌家族史者患肺癌的风险要高于无肺癌家族史者。■编写：廖佳

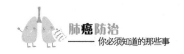

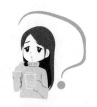

4. 肺癌的高危人群应该如何筛查?

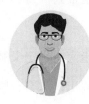

答: 目前世界各国指南都推荐采用 LDCT 进行肺癌筛查,不建议采用胸部 X 线检查进行肺癌筛查。LDCT 用于肺癌筛查有较高的灵敏度和特异度。与 X 线检查相比,LDCT 能明显增加肺癌(尤其是 I 期肺癌)的检出率,同时降低肺癌相关死亡率。

肺癌筛查的具体流程包括:

(1)知情同意

拟受检查者应于筛查中心签署知情同意书,并由专科医生进行风险告知。

(2)问卷调查

完成相关人口学资料、吸烟情况、慢性阻塞性肺疾病、职业暴露风险及家族肿瘤病史等情况的登记,方便进一步风险评估。

(3)风险评估

由专科医生根据上述资料进行风险评估,决定是否行 LDCT 检查。

(4)LDCT 检查

于设定符合要求规范的 CT 机进行 LDCT 检查,保存并分析数据。

(5)复查

如果检查结果是阴性,则进入年度复查。如果为阳性,则参考指

南中的结节管理与随访作进一步处理。■编写：青浩渺

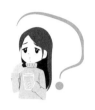

5. 都是 CT 检查，我如何选择低剂量螺旋 CT 检查?

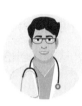

答：现在医院和体检中心的肺部 CT 项目有很多，各个医院检查的名称也不尽相同，例如 CT 平扫、高分辨 CT、肺癌筛查 CT、薄层 CT、增强 CT 等，因此，体检时您需要向医生说明是做肺癌筛查的。大多数医院用肺癌筛查 CT、高分辨 CT 作为 LDCT 的代名词，不要选择 CT 平扫，也不用选择增强 CT。■编写：青浩渺

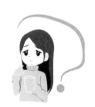

6. 肺癌筛查会损害你的身体吗?

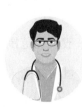

答：以我们在肺癌筛查中首选的 LDCT 为例，LDCT 具有剂量安全这一显著特点。每年检查一次，受到的吸收剂量为 0.2~1 mSv 不等（受体重及设备等影响），而常规胸部 CT 的吸收剂量为 5~8 mSv，所以 LDCT 的辐射剂量仅仅为常规胸部 CT 的 1/10。而根据国家辐射安全相关标准规定，参考 GB18871–2002 规

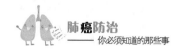

定，公众所受到的额外剂量估计值不超过年有效剂量 1 mSv，故 LDCT 检查的吸收剂量小于国家标准规定的限值。每年完成常规 LDCT 肺癌筛查，受到的辐射剂量比飞行员和空乘等职业人士还要低，并不会带来健康危害。

如果肺癌筛查过程中发现有肺结节，可能进行进一步检查及处理，例如纤维支气管镜及胸腔镜活检手术等。根据文献报道，这些处理占总受检者的 2‰~5‰。虽然纤维支气管镜及胸腔镜可能会对人体造成一定的创伤，但相比其发现早期肺癌带来的收益，这些有创检查是利大于弊的。■编写：青浩渺

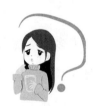

7. 肺癌筛查会耽误很多时间吗?

答：不会。一次 LDCT 检查的时间只有 5~20 秒。

以 LDCT 为例，由于采用的 CT 机探测器排数和扫描参数设定不同，每次 CT 扫描时间不是固定的，此外，还与检查部位设定范围有直接关系，一般扫描范围越小，扫描时间越短，机器排数越高，扫描时间越短。目前我国大部分医疗机构使用的 CT 机排数为 16~128，总体而言扫描时间为 5~20 秒。除此之外，LDCT 检查无须做任何准备，不用禁食禁水或憋尿，可实现随时上机检查，方便快捷。加上登记准备等程序，单次肺癌

筛查在 5 分钟内即可完成。

扫描完成后，医生需要完成对扫描图像的解读与出具报告，这个时间与医生的工作程序与工作量相关，具体到各个扫描中心各有差异，大体为数个工作日，在此期间受检者只需要耐心等待即可，不会耽误工作及生活。■编写：青浩渺

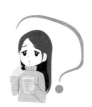

8. 肺癌筛查会很贵吗?

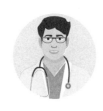

答：肺癌筛查中，LDCT 检查价格十分亲民，目前各省对其价格设置各有不同，通常为一次胸部 CT 平扫价格加对应的三维重建或特殊影像后处理价格、胶片价格等。由于各省份及城市的物价局定价有差异，大体在 300~600 元 / 次。对高危人群而言，每年行一次肺癌筛查，并不会有显著的经济负担。

除此之外，肺癌筛查中如果发现可疑的病灶，可能需要进一步进行增强 CT 或纤维支气管镜检查，这些检查的价格会比 LDCT 检查有所提高，但所有受检者中只有少数需要进一步检查，为了明确可疑的病灶性质，这些检查也是必需的。如果确诊，根据地方政策，医疗保险亦可对相应的检查进行报销处理。■编写：青浩渺

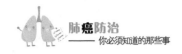

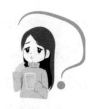

9. 应该到什么地方做肺癌筛查?

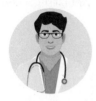

答：建议在有相关设备的正规医院体检科室或体检中心去筛查。

开展 LDCT 肺癌筛查需要具备以下条件：

（1）设备配置

根据美国的国家肺癌筛查试验配置，参加机构至少拥有 16 排探测器的螺旋 CT 机，以保障扫描的图像质量及剂量水平。

（2）技术人员

设计并应用 LDCT 方案，并根据受检者情况调整，这些工作需要取得相关专业技术资格证及上岗证的技术人员来处理。

（3）阅片医师

由于 LDCT 发现的早期肺癌诊断相对复杂，开展 LDCT 检查需要经验丰富的胸部专业放射科医师，并由多位医师进行复核阅片。

（4）辅助工具

由于 LDCT 重建数据量大，保存记录数据多，需要完善的医疗数据存储系统及辅助阅片系统帮助。■编写：青浩渺

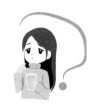

10. 做一次肺癌筛查就行了吗?

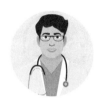

答：通常情况下，对高危人群而言，肺癌筛查是一项长期的检查项目，至少每年进行一次，直至 75 岁及以上。

根据筛查结果，医师通常还会给出下列不同的医学处理建议：

（1）下年度筛查。说明无非钙化结节检出或检出的非实性结节平均直径＜ 8.0 mm，或者实性结节 / 部分实性结节的实性成分平均直径＜ 6.0 mm。

（2）3 个月后复查。检出的实性结节或者部分实性结节的实性成分平均直径≥ 6.0 mm 且＜ 15.0 mm，或者非实性结节平均直径≥ 8.0 mm 且＜ 15.0 mm；对其中的实性结节或者部分实性结节，如影像科医师认为具有明确恶性特征，建议进行多学科会诊。

（3）抗炎治疗后 1 个月或无须抗炎治疗 1 个月后再复查；检出的实性结节、部分实性结节的实性成分或者非实性结节平均直径≥ 15.0 mm。

（4）实性和部分实性结节进行活检或正电子发射计算机断层扫描（PET-CT）检查。

（5）纤维支气管镜检查。可疑气道病变，例如管腔闭塞、管腔狭窄、管壁不规则、管壁增厚；与支气管关系密切的肺门异常软组织

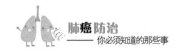

影；可疑阻塞性炎症、肺不张及支气管黏液栓等。

所以对于高危人群而言，要早期发现肺癌，必须遵医嘱进行稳定、长期的筛查，仅仅一次肺癌筛查是不行的。■编写：青浩渺

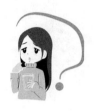

11. 如何解读你的肺癌筛查体检报告？

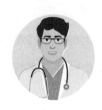

答：肺癌筛查体检 CT 报告包括一般信息、结节描述和记录、诊断和建议三个部分。

（1）一般信息。受检者基本情况、扫描条件、辐射剂量等。

（2）结节描述与记录。根据指南规定，在对结节进行分析与记录时，建议使用平均直径，测量结节实性部分的最大长径和垂直于最大长径的最长短径（最大短径）之和除以 2；建议标注结节所在序列和图层编号，完整报告肺结节部位、密度、大小、形态等，并给出随诊建议（包括具体随诊时间间隔）；建议随诊 CT 在同一显示方位（横断面或冠状面或矢状面）比较结节变化；建议同时测量结节体积以计算结节倍增时间；建议同时记录其他异常，例如肺气肿、肺纤维化等肺部其他疾病、冠状动脉钙化以及扫描范围内其他异常发现。建议部分实性结节实性成分的测量方法可选用平均直径法和体积测量（在容积再现图像重组中，选定 CT 阈值范围进行实性成分分离，利用容积测定软件测量体积）。

（3）诊断和建议。根据筛查发现，医师通常会给出如下建议：

①下年度筛查。②3个月后复查。③抗炎治疗后1个月或无须抗炎治疗1个月后再复查。④实性和部分实性结节进行活检或PET-CT检查。⑤纤维支气管镜检查。

取得肺癌筛查体检报告后，受检者应主要关注医师的诊断与建议部分，并依从相关建议进行复查或进一步处理。■编写：青浩渺

参考文献

［1］Wood DE, Kazerooni EA, Baum SL, et al. Lung Cancer Screening, Version 3.2018, NCCN Clinical Practice Guidelines in Oncology[J]. J Natl Compr Cancer Netw JNCCN. 2018, 16：412-41.

［2］Zhou Q, Fan Y, Wang Y, et al. China National Lung Cancer Screening Guideline with Low-dose Computed Tomography（2018 version）[J]. Zhongguo Fei Ai Za Zhi Chin J Lung Cancer. 2018, 21：67-75.

［3］He J, Li N, Chen WQ, et al. China guideline for the screening and early detection of lung cancer（2021, Beijing）[J]. Zhonghua Zhong Liu Za Zhi. 2021, 43：243-68.

［4］中华人民共和国国家质量监督检验检疫总局.电离辐射防护与辐射源安全基本标准：GB18871-2002[S].北京：中华人民共和国国家质量监督检验疫总局，2002：10.

［5］Kauczor H-U, Baird A-M, Blum TG, et al. ESR/ERS statement paper on lung cancer screening[J]. Eur Respir J. 2020, 55：1900506.

［6］Kauczor H-U, Baird A-M, Blum TG, et al. ESR/ERS statement paper on lung cancer screening[J]. Eur Respir J. 2020, 55：1900506.

［7］Wood DE, Kazerooni EA, Baum SL, et al. Lung Cancer Screening, Version 3.2018, NCCN Clinical Practice Guidelines in Oncology[J]. J Natl

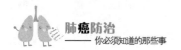
Compr Cancer Netw JNCCN. 2018，16：412-441.

［8］He J，Li N，Chen WQ，et al. China guideline for the screening and early detection of lung cancer（2021，Beijing）[J]. Zhonghua Zhong Liu Za Zhi. 2021，43：243-268.

［9］Zhou Q，Fan Y，Wang Y，et al. China National Lung Cancer Screening Guideline with Low-dose Computed Tomography（2018 version）[J]. Zhongguo Fei Ai Za Zhi Chin J Lung Cancer. 2018，21：67-75.

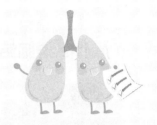

第三章

从容不迫——肺结节不再闹心

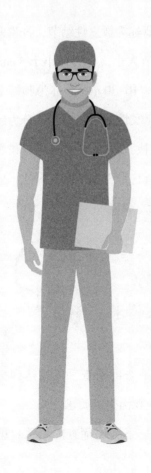

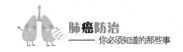

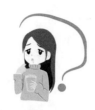

1. 什么是肺结节?

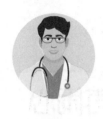

答：根据《肺结节诊治中国专家共识（2020年版）》的定义，肺结节是无典型症状、影像学表现为直径≤3 cm的局灶性、类圆形、密度增高的实性或亚实性肺部阴影，可为孤立性或多发性，不伴肺不张、肺门淋巴结肿大和胸腔积液。

根据肺结节的数量，只发现一个结节称为孤立性结节，发现两个及以上结节称为多发性结节；根据肺结节大小，将直径小于5 mm的称为微小结节，5~10 mm的称为小结节，10~30 mm的称为肺结节，根据肺结节的密度，可分为实性结节和亚实性结节，后者又分为纯磨玻璃结节和部分实性结节。对于第一次检查发现的微小结节和小结节，目前的诊断手段还难以立即准确诊断它是否是肺癌，因此，应该听从医生的建议，不要急于进行手术治疗。■编写：庄翔

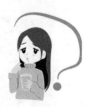

2. 为什么发现肺结节的人越来越多?

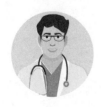

答：是因为肺癌筛查的检查手段需达到把有肺结节的人一个不漏地找出来的要求。

首先，我们复习一下肺癌筛查的步骤：第一

步：通过体检，用 LDCT 扫描进行筛查，一个不漏地发现所有有肺结节的人。第二步：进一步诊断有肺结节的人中是肺癌的人。近年来，很多人都采用 CT 而不是 X 线片做体检了，LDCT 的技术进步基本可以达到把任何有肺结节的人都筛出来的目的。从目前研究看，LDCT 已经可以发现最小 1 mm 的肺结节，每 100 个做扫描的人中，20 人左右会发现肺结节，因此有肺结节的人越来越多，但不要紧张，在发现肺结节的人群中，最终只有 5%~8% 诊断为肺癌。■编写：王霄

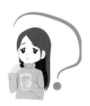

3. 肺结节就是肺癌吗？

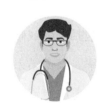

答：肺结节不代表一种疾病，更不代表是癌，需要通过进一步的检查才能明确它的性质。

根据 2011 年美国国家肺癌筛查的随机对照试验显示，通过低剂量螺旋 CT 发现肺结节，并且结合临床信息、随访变化、肿瘤标志物、功能显像和手术及肺手术和非手术活检等手段鉴别诊治其中的早期肺癌，可以让肺癌的病死率下降 20%。因此，发现肺结节和早期肺癌的诊治息息相关，但在发现肺结节的人群中，最终被诊断为肺癌的只有 5%~8%，完全不用因此而恐慌。■编写：庄翔

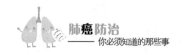
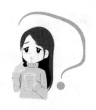

4. 肺结节与肺癌是什么关系?

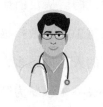

答: 肺癌在影像学检查上表现为肺结节。但影像学检查发现肺结节,不一定都是肺癌,很多都是良性的病变,如慢性肺炎、结核等,我们发现肺结节的目的,就是从中找出有肺癌可能的人。■编写:王祥

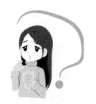

5. 如何评估肺结节是不是肺癌?

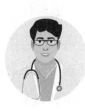

答: 肺结节的评估方法主要包括个体或临床特征、影像学方法和肺癌临床概率。根据结果,我们把肺结节分为高、中、低危,高危结节需要积极处理,中危结节需要积极随访观察,如 3 个月或 6 个月后复查一次,低危结节可以在一年后再复查,因此,肺结节的诊断是个复杂的过程,千万不要根据体检报告的只言片语去猜测自己是否得了癌。■编写:田博

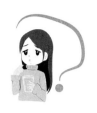

6. 用什么检查手段可以发现肺结节？

　　答： CT、PET-CT、MRI、超声、X 线片都可以发现，LDCT 因为其低辐射、高分辨、低成本的特点，是发现肺结节的首选方式。

　　大家还需要知道的是，不同的 CT 检查发现肺结节的精准度不同，对于第一次做肺癌筛查 CT 的人，一定要选择 LDCT 检查，千万不要选择胸部平扫 CT，也不用做胸部增强 CT；对于发现肺结节需要随访的人，可以继续选择 LDCT 检查，或者根据医生的建议，做 LDCT 或增强 CT 检查。■编写：青浩渺

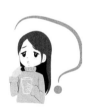

7. 肺结节一定有症状吗？

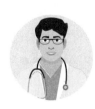

　　答： 发现肺结节的目的就是要从看起来健康的高危人群中筛选出没有症状的早期肺癌患者。大部分肺结节都是在体检中发现的，被发现时大多没有症状。

　　肺结节有无症状和它的生长部位有关，如果靠近中央支气管或胸膜，可能出现咯血、咳嗽、胸痛、发热等症状，而这些症状也可能出现在肺炎、肺结核等疾病中，不具有唯一性，因此，肺结节不一定有症

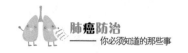
状，有症状不一定能检查出肺结节。■编写：王祥

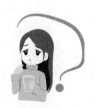

8. 肺结节会自己消失吗？

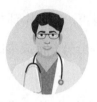

答：少部分肺结节会自己消失，但多数不会。

肺结节可以由急性炎症、慢性炎症、肺部良性肿瘤、肺癌而引起，包括肺部感染病灶，慢性炎症陈旧病灶，结核瘢痕灶，肺错构瘤、肺血管硬化性肿瘤等良性病灶，早期肺癌病灶。部分急性炎症和慢性炎症可以通过自身恢复和药物治疗消失，这部分比例大约有20%。部分慢性炎症、肺部良性肿瘤、肺癌的病灶是不会消失的。因此，很多人发现肺结节就盲目使用抗生素、中药、免疫增强剂是不对的，因为很多不是癌的肺结节，并不会因为治疗而消失。另外，还要提醒大家，在出现感冒和上呼吸道感染症状时，最好等好了再去做肺癌筛查体检，避免因发现肺部急性炎症引起的肺结节而导致恐慌。■编写：谢少华

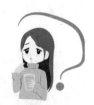

9. 发现肺结节都需要吃药治疗吗？

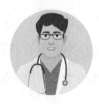

答：肺结节应在明确诊断的基础上再考虑针对性用药，否则盲目用药会造成延误诊治的后果。

经常会有人询问发现肺结节了自己去买点中药或者消炎药吃可行不？这里我们得从肺结节的

不同形成原因说起了。一类是由于炎症引起的炎性结节或者由于既往感染吸收不彻底形成的与炎症相关的结节，这类结节可能会在使用抗生素后有所缩小，但并不是所有炎性结节都会缩小。一类是由于特殊感染如结核分枝杆菌感染、隐球菌感染等形成的结节，中药及普通抗生素对这类结节都无效，需使用特殊抗生素治疗才行。还有一类是肺良性肿瘤，如硬化性肺细胞瘤、肺错构瘤，其对药物治疗均不敏感，唯有手术切除。此外就是肺恶性肿瘤了，这类结节需根据其病理类型、基因突变情况等进行有针对性的药物治疗才行。由此可知，肺部结节不能简单地考虑用药，而需在明确诊断的基础上"对症下药"才行。临床上常常在手术前并不能明确结节的性质、类型，有时会采取经验性使用抗生素的情况，但使用时间也是短期的，使用后仍需 CT 复查。因此发现肺结节应到专科门诊就诊，由专科医生制定随访及临床干预措施，而不能自行盲目吃药，否则会延误诊治的最佳时机。■编写：谢少华

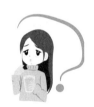

10. 发现多发性肺结节挂什么科就诊?

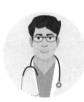

答：可以挂胸外科、呼吸内科等，目前，很多医院也有肺结节专科门诊。

发现肺结节后，挂什么科就诊是让患者头疼的问题。很多人因为担心自己是肺癌，选择挂肿瘤科；也有一些人通过上网查询知道肺结节是呼吸系统疾病，选择挂呼吸内科；也有一些人通过咨询医务工作者，选择挂胸外科就诊。那

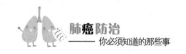

么，多发性肺结节到底挂什么科？首先我们需要明白，就诊的目的无非就两点：

（1）找医生判断肺结节的良恶性，是癌或者不是癌？

（2）如果是肺癌，下一步怎么治疗？如果不是肺癌，那么需不需要治疗？

那么，哪个科室判断多发性肺结节的良恶性更专业呢？首先，肺结节的确诊都依赖病理活检；其次，依赖于定期的动态随访观察或者经验性治疗，比如消炎治疗；最后，经验丰富的医学专家可为肺结节患者提供中肯的诊疗建议。肿瘤科是在患者确诊为癌症后给出后续治疗建议，而肺结节不仅还没确诊，就算是确诊为多原发性肺癌（多发性肺结节的一种），也多属于早期，首选外科治疗，因此，肿瘤科不是肺结节患者首选的就诊科室。胸外科、呼吸内科可作为肺结节患者首选的就诊科室。若为多发性磨玻璃结节，考虑肺癌可能性大者，建议首选胸外科就诊；若考虑为慢性炎症引起的肺结节，建议首选呼吸内科就诊。■编写：胡彬

11. 什么是肺小结节 MDT 门诊？

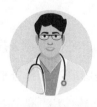

答：很多大医院，特别是肿瘤专科医院都设立了肺小结节多学科会诊（MDT）门诊，主诊专家来自胸外科、影像科、呼吸内科等，团队还包括肿瘤科、病理科、体检科等科室的专家。肺小结节MDT门诊成立的初衷就是为肺结节及肺部疑难疾病患者提供一站式诊

疗服务，实现"最多跑一次"的诊疗过程，减少不必要的检查及医疗资源的浪费；对相关患者病情进行集中、系统分析，最大限度地为患者提供科学、规范的个体化诊疗建议，让肺结节患者不再为挂什么科头疼。■编写：田博

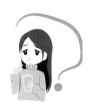

12. 发现磨玻璃结节、实性结节……就是肺癌了吗？

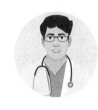

答：肺结节有多种表现，如磨玻璃结节、磨玻璃实性结节、实性结节、多发结节等，出现这些表现并不代表就是肺癌，还需要结合结节尺寸、形态、边缘、与周围血管及支气管的关系、实性成分、空泡、随访变化进行综合判断。■编写：青浩渺

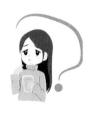

13. 发现肺结节的人易有哪些情绪问题？

答：由于对肺结节的不了解，误把肺结节当作肺癌，很多人都会在发现肺结节后出现焦虑、抑郁等心理和行为异常。

（1）角色行为缺如：否认自己有肺结节，未能进入患者角色，如很多人说：我不抽烟、生活习惯很好，为什么有

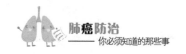

肺结节？往往到多家医院复查或咨询多个医生。

（2）角色行为冲突：体检角色与其他角色发生心理冲突。同一个体常常承担着多种社会角色。当发现肺结节后往往想到家庭或工作怎么办，怕得了肺癌让自己成了"废人"，出现焦虑。

（3）角色行为减退：认为肺结节就是肺癌，肺癌就是不治之症，怕到医院进一步检查，所以有人去从事力所不及的活动，来证明自己没事，但一旦不能承受，又开始疑神疑鬼。

（4）角色行为强化：发现肺结节后立马想到肺癌的严重性，情绪低落，并且从身体的任何不适中探究病情的严重程度，自觉病情严重程度超过实际情况。

（5）角色行为异常：因受肺结节的未知性折磨而感到悲观、失望，进而导致行为异常，如出现攻击性言行、固执、抑郁、厌世等。

这时患者需要社会和家庭的支持，必要时前往精神科进一步治疗。当然心病还要心药医，认识肺结节，及时、正确地对待肺结节才是解决问题的根本。■编写：王祥

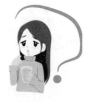

14. 初次体检发现1 cm以下的肺结节怎么办？

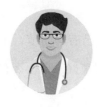

答：对于初次CT检查发现1 cm以下的肺结节，现有的检查手段很多情况下并不能立即判断其是不是肺癌，所以医生往往建议随访，就是通过一

段时间的观察，看肺结节有无变化再决定是否治疗。■编写：王祥

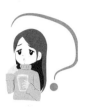

15. 初次体检发现1cm以上的肺结节怎么办？

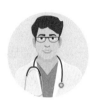

答： 对于初次体检发现1cm以上的肺结节需要引起重视，应立即到医院就诊。现有的检查手段，如高分辨CT、PET-CT、纤维支气管镜检查、肺穿刺活检等，已经能够比较准确地判断1cm以上的结节是否是肺癌。患者根据检查结果和医生建议，做进一步治疗。■编写：王祥

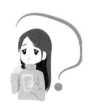

16. 发现多发性肺结节怎么办？

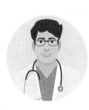

答： 肺结节的数量与肺癌没有必然的相关性，反而慢性炎症更容易形成肺多发微小结节，但如果是多发的磨玻璃结节就应该引起重视。一旦发现多发性肺结节，应该带上详细的影像资料及既往病史资料到医院进行进一步诊断。■编写：向润

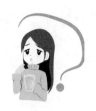

17. 多发性肺结节需要做什么检查?

答: 薄层 CT 扫描。在扫描中，其层与层之间的宽度约 1 mm，能够发现所有大小不一的肺结节。

多发性肺结节的结节大小不一，如做普通的胸部 X 线检查，因成像对比度差、易重叠等原因，易漏诊肺小结节。CT 是基于高速、连续的数据采集形成的横断面断层成像，能够很好地检查出肺部结节。肺微小结节容易漏诊，只有选择薄层 CT，才能发现肺部 3~5 mm 的结节以及肺小结节和普通结节，从而全面分析各个结节的情况，发现其中的高危结节。■编写：向润

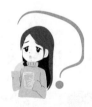

18. 肺结节随访是什么意思?

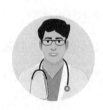

答: 体检查出肺结节后，我们听到医生说得最多的就是要随访。那什么是肺结节的随访呢? 对于还不能立即判断是不是肺癌的肺结节，我们通过现有的影像学资料将其分为高危、中危、低危结节。高危结节要立即治疗，中危、低危结节根据不同情况分别通过 1 个月、3 个月、6 个月、1 年等不同时间段的随访，动态地观察其有没有发生形态、大小、体积等多方面的变化，根据变化的特点进一步判

断结节的性质，为后续的处理提供帮助。■编写：向润

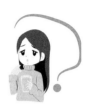

19. 用什么检查手段来随访肺结节？

答：根据《肺结节诊治中国专家共识（2020年）》，肺结节随访需要采用薄层 CT 检查，注意每次检查的扫描方案、扫描参数、图像显示、重建方法和测量方法要保持一致。建议在软件协助阅读的条件下观察。因此，随访建议在同一家医院、在相同的检查条件下进行，便于前后对照，精准判断肺结节的变化。■编写：向润

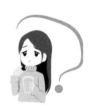

20. 是否需要短时间多次 CT 检查来判断肺结节是否为肺癌？

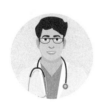

答：很多有肺结节的人由于畏惧，会在短期内进行多次 CT 检查，其实这是不对的。

一般医生会给患者制订相应的随访复诊计划，通常以 3 个月、6 个月、12 个月为单位，患者要做的就是谨遵医嘱，不要逾期不查，也不要自行缩短随访时间。密集的 CT 检查也有一定的弊端：一是短期内承受更多的放射线辐射，二是随访方案是根据肺良性疾病和肺癌的生长特点制定的，时间间隔

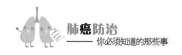
太短或不规律复查，都达不到随访的效果。■编写：向润

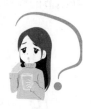

21. 随访时出现什么情况需要警惕肺结节有肺癌的可能？

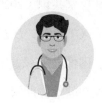

答：肺结节变大、变实、"变丑"、有血管了都要警惕。肺结节在随访中有以下变化时，要考虑是肺癌：

（1）直径增大，倍增时间符合肿瘤生长规律。

（2）毛玻璃结节稳定或增大，出现实性成分。

（3）病灶缩小，但出现实性成分或其中实性成分增加。

（4）血管生成符合恶性肺结节规律。

（5）肺结节"变丑"，如出现分叶、毛刺和或胸膜凹陷征。■编写：向润

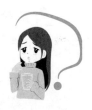

22. 随访时出现什么情况要考虑为良性肿瘤？

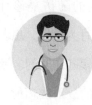

答：随访中肺结节有如下变化者，多考虑为良性：

（1）短期内病灶外部特征变化明显，无分叶或出现极深度分叶，边缘变光整或变模糊。

（2）密度均匀或变淡。

（3）在密度没有增加的情况下病灶缩小或消失。

（4）病灶迅速变大，倍增时间 < 15 天，短期变大的病灶多为急性炎症。

（5）实性结节病灶 2 年以上仍然稳定。■编写：向润

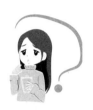

23. 什么情况下随访可以终止?

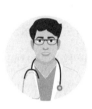

答：随访中考虑肺结节转变为肺癌的人，需要终止随访转为治疗；小于 1 cm 的实性小肺结节，观察 2 年大小无变化，可停止随访，如果是高危人群，还是建议每年拍摄胸部薄层 CT 进行检查；肺磨玻璃样结节，随访时间需要 3~5 年，无明显变化者，建议每年拍摄胸部薄层 CT 进行检查。■编写：向润

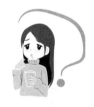

24. 肺结节随访会让肺癌变成晚期吗?

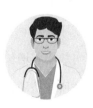

答：不会，需要随访的肺结节，往往是良性病变，随访对我们没有什么害处，即便是肺癌，很多也是惰性肺癌，长得非常慢。医生设计随访方案的原则就是不会拖延治疗，因此，即使是早期肺癌的结节病灶，在 3~6 个月的随访中，也不会由一个很早期的肺

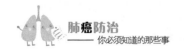

癌一下变成晚期肺癌。

当查出肺小结节后到医院就诊，医生可能会建议 3 个月或者 6 个月后随访复查。于是很多人就担忧另一个问题：万一这个结节是肺癌，随访观察会不会耽误治疗？癌细胞会不会在观察期扩散，从而失去手术机会呢？毕竟地球上没有后悔药！

对于有些小于 1 cm 的纯磨玻璃结节或者是小于 8 mm 的实性结节，医生可能会在门诊的时候让患者定期随访，目的就是为了观察这个结节会不会变大、变实。如果结节随着时间变大、变实，它可能是一个早期肺癌。在这种情况下，医生就会建议患者去做手术。因为肿瘤有自己的特性，它会随着时间慢慢增长，有自己倍增的时间，这个时间在 30~300 天，所以它并不会突然长大。正因为如此，医生可以在这段时间去观察结节的变化，所以复诊随访会有时间的间隔，比如 3 个月随访、6 个月随访，需要通过一段时间来观察结节如何变化，帮助医生做判断。

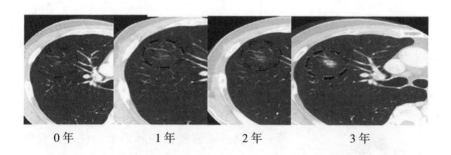

| 0 年 | 1 年 | 2 年 | 3 年 |

上图所示为某一病例经过了 36 个月的随访，在病灶略有增长的时候进行了切除，病灶切下来还是一个早期肿瘤。随访所花费的这些时间是很有必要的，并不意味着肿瘤会在这段时间变成晚期或者播散，所以大家不用过于担心。病变时间和肺内结节的变化情况也是帮

助医生来判断结节性质的一个非常重要的依据。■编写：向润

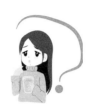

25. 哪些是可以随访的肺结节？

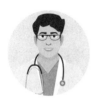

答：几大权威指南均指出小于 5 mm 的结节 1 年后复查就行，并不是说小于 5 mm 的结节就是良性，而是即便是恶性的，生长也非常缓慢，没必要急着处理。初次发现 5~8 mm 的肺结节，根据情况可 3 个月、6 个月、1 年后复查，8 mm 以上的肺结节根据情况进行短期随访。具体需要咨询医生，因为随访真是一门专业活儿，看看《中国肺癌筛查与早诊早治指南（2021）》你就知道了。

具体随访方法如下，很难懂吧：

（1）检出的非实性结节平均直径＜ 8.0 mm，或者实性结节 / 部分实性结节的实性成分平均直径＜ 6.0 mm，建议进入下年度随访。

（2）检出的实性结节或者部分实性结节的实性成分平均直径≥ 6.0 mm 且＜ 15.0 mm，或者非实性结节平均直径≥ 8.0 mm 且＜ 15.0 mm，建议 3 个月后再复查；对其中的实性结节或者部分实性结节，如影像科医师认为具有明确恶性特征，建议进行多学科会诊，根据会诊意见决定是否行临床干预。3 个月复查时如果结节增大，建议进行多学科会诊，根据会诊意见决定是否行临床干预；如果结节无变化，建议进入下年度随访。

（3）检出的实性结节、部分实性结节的实性成分或者非实性结节

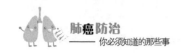
平均直径≥15.0 mm，建议选择以下2种方案：①抗炎治疗后1个月或不采用抗炎治疗1个月后再复查。复查时，如果结节完全吸收，建议进入下年度筛查；如果结节部分吸收，建议3个月后再复查，复查时如果结节部分吸收后未再增大，建议进入下年度筛查；如果结节部分吸收后又增大，建议进行多学科会诊，根据会诊意见决定是否行临床干预；如果结节未缩小，建议进行多学科会诊，根据会诊意见决定是否行临床干预或3~6个月再复查；②实性和部分实性结节进行活检或PET-CT检查。如果检查结果阳性，建议进行多学科会诊，根据会诊意见决定是否行临床干预；如果检查结果阴性或不确定性质，建议3个月后再复查，复查时如果结节不变或增大，建议进行多学科会诊，根据会诊意见决定是否行临床干预；如果结节缩小，建议进入下年度随访。■编写：向润

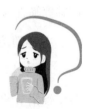

26. 肺结节在随访过程中需要注意什么？

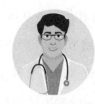

答：在肺结节的随访过程中，我们要远离有毒有害物质，合理健康饮食，积极锻炼，心态平和，不要生气，生活作息规律，按计划进行随访。

具体注意事项如下：

戒烟：吸烟是肺癌高危因素之一。因此一定要戒烟，除了戒"一手烟"，即自己不再吸烟，还包括注意避免"二手烟""三手烟"的侵害，即远离吸烟人群与及时清理被烟雾污染过的衣物、日用品。

远离空气污染物：如远离建筑施工现场、雾霾天气佩戴口罩，不接触石棉、焊接材料等危险物质。

合理膳食：在日常饮食中避免炸、烤、熏制的食品，尽量多摄入清淡润肺的食材，如绿色蔬菜、水果、牛奶、绿茶、枸杞等都是利肺食物，平时可以注意补充。同时适当增加优质蛋白的摄入，以增强体质。

积极锻炼：常进行散步、慢跑、快走、游泳等有氧运动，能增强心肺功能与提高呼吸肌力量，从而缓解因肺结节造成的憋气、呼吸不畅等问题。

及时调整心态：因肺结节导致的自身心理问题，尤其是焦虑、抑郁、烦躁等负面的情绪，还可能诱发多种疾病；比如长期焦虑、抑郁会出现失眠、多梦、记忆力减退、疲乏无力、沉默不语、无食欲、便秘、腹泻……严重时可能出现继发性疾病，如心脑血管疾病、胃肠道疾病等。所以，随访期间一定做适当的心态调整，保持积极乐观的心态。

生活作息规律：比如按时吃三餐，不暴饮暴食，不酗酒，不熬夜等。■编写：向润

27. 什么样的肺结节需要治疗？

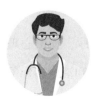

答：临床评估为高危的结节，在随访过程中考虑为肺癌的结节。

肺结节按照密度分为实性结节、部分实性结节和磨玻璃结节，其恶性概率由高到低依次为部

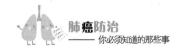

分实性结节、磨玻璃结节、实性结节。其高危结节的界定各有不同，实性高危结节标准为：直径 ≥ 15 mm 或表现出恶性 CT 征象的直径 8~15 mm 的肺实性结节。部分实性高危结节标准：直径 > 8 mm。对于评估为高危结节的肺结节，需由胸外科、肿瘤内科、呼吸科和影像医学科医师进行多学科会诊，讨论是否采取穿刺活检或手术等处理措施。对于中危及低危的肺结节，需由专业医师为其制订切实可行的随访策略。如果在随访过程中出现结节增大，或者部分实性结节及磨玻璃结节中实性成分比例增加，则需行多学科会诊讨论是否行非手术活检或手术切除。■编写：谢少华

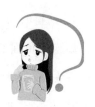

28. 肺结节的治疗有哪些方法？

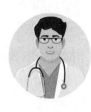

答：肺结节的治疗方式有手术、立体定位放疗、消融治疗、化疗、靶向治疗、免疫治疗，但各有其适用的条件，后三种治疗方式只适用于通过活检明确诊断为肺癌的肺结节。

手术在治疗肺结节中有着举足轻重的地位。手术切除既可以明确肺结节的良恶性，又是早中期肺癌的主要治疗方式，因此手术是诊治一体的，但凡经多学科会诊认为有手术指征的肺结节患者，在患者同意手术及排除手术禁忌证前提下都应接受手术治疗。

对于合并心肺疾病不适宜手术或者对手术有排斥、恐惧心理而拒绝手术治疗的肺结节患者，还可采用立体定位放疗和消融治疗等方法。立体定位放疗可为患者制定个体化的放疗方案，但应注意的是其

可能导致放射性肺炎、呼吸衰竭等严重并发症，因此需对患者的肺功能进行仔细评估，并对可能发生的不良反应进行严密监控。消融治疗包含了射频消融、微波消融、激光消融、冷冻消融等多种消融方法，其虽然对肺功能的影响较小，但不适用于靠近肺部大血管的结节。

对于已经明确为肺癌的肺结节，还可以根据肺癌的分期、病理类型、基因突变情况、免疫指标表达情况而选择化疗、靶向治疗、免疫治疗等方式达到消除肺结节的目的。■编写：谢少华

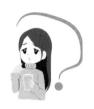

29. 能在手术前知晓肺结节是不是肺癌吗？

答：对于大于 1 cm 的肺结节，目前的诊断技术大多可以诊断是不是肺癌，但对于小于 1 cm 的肺结节，目前术前定性诊断较为困难。

术前对肺结节的良恶性评估首先是通过影像学进行的，肺癌在 CT 上会有一些典型的"形象"，如毛刺征、胸膜牵拉征。但对于小于 1 cm 的小结节及小于 0.5 cm 的微小结节，这些典型的"形象"往往难以寻觅，对良恶性的判断也造成困难。肺癌组织相对于正常组织的糖代谢更高，针对肺癌喜欢"吃糖"的特点，可以使用 PET-CT 扫描来评估肺结节的代谢活性，间接判断其是不是肺癌，但是这种方法对实性成分 ≤ 8 mm 的肺结节的良恶性鉴别没有优势。

要想术前明确肺结节的良恶性还可以进行穿刺活检，大致可以

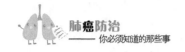

分为两类，一类是经过皮肤穿过胸壁对肺组织里的结节进行穿刺活检；另一类是经过支气管向肺组织内部的结节进行穿刺活检。这两类活检技术提高了肺结节的术前诊断率，但其准确率仍有待提高，目前仍存在许多局限。其对肺结节的位置有要求，更适于外周性结节及靠近支气管的结节，同时对于不同大小结节的准确率不同，结节越小，穿刺的难度越大，准确率越低。再有，肺癌病灶中往往存在炎症、坏死的情况，只有穿刺到结节的有效部位才能找到癌细胞，简单来说就是，我们到河里去打鱼，找几个地方下了几网，结果都没网到鱼，但我们不能说河里面没有鱼。因此，对于穿刺活检未查到有恶性成分的结节，仍不能草率确定为良性结节。■编写：谢少华

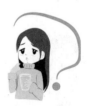

30. 肺结节的手术方法有哪些？

答：手术方法有肺楔形切除术、肺段切除术、肺叶切除术。肺楔形切除术切除的肺组织最少，肺叶切除术切除的肺组织最多。

肺楔形切除术被称为肺实质周边部分的一种三角形切除。肺楔形切除就像扩大版的"挖菠萝"，把结节所在的那部分肺组织"挖除"。肺叶切除是肺部病灶的最常见手术方式，通过离断与之相连的血管及支气管，完整切除病灶所在肺叶。

肺叶是由多个肺段组成，肺段是肺叶的亚单位，肺段切除术根据

肺段的解剖结构，将结节所在肺段完整切除，其切除了肺段内的血管及支气管。肺段切除术同样属于亚肺叶切除术，其与楔形切除术不同的是，肺段切除术遵循肺的解剖结构，属于解剖性切除，更精确，更符合血液及淋巴循环途径，更能保护周围肺组织，使肺复张更好。■

编写：谢少华

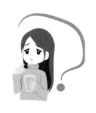

31. 什么是单孔胸腔镜手术、多孔胸腔镜手术？

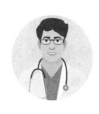

答： 两者都是以胸腔镜为视野，在肋间作短小切口，就是大家常说的打孔，不使用肋骨撑开器进行的胸腔内部手术。二者的区别在短小切口的数量，仅有一个切口的称为单孔胸腔镜手术，超过一个切口的称为多孔胸腔镜手术。

胸腔镜手术是胸外科具有里程碑意义的突破，标志着胸外科手术由开放时代进入微创时代。其从肋间作短小切口，不使用肋骨撑开器从而进行胸腔内部手术。胸腔镜手术相较于传统开胸手术创伤小、出血少、术后并发症发生率低，一经推出便得到广泛推广。胸腔镜手术需要观察孔用于镜头进出，主操作孔用于主刀手术操作，还有副操作孔用于助手配合。因此胸腔镜手术一开始多设计为多个孔方便手术中的操作，随着对微创的深入追求以及手术技术的不断改进，操作孔的数量逐渐减少，最后发展为单孔胸腔镜手术。在经验丰富、技术成熟的胸外科，单孔胸腔镜手术在保证肺癌根治术质量的基础上，可使术

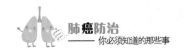
后切口疼痛感、麻木感更轻，而术后并发症发生率与多孔胸腔镜手术相当，患者术后满意度高。■编写：谢少华

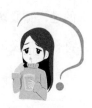

32. 哪些肺结节患者适合楔形切除术?

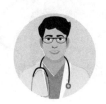

答：适合周围型结节直径≤ 2 cm 的良性病变，或高龄、肺功能较差的肺癌患者。

肺楔形切除也需要一定条件，首先肺结节得靠近肺外周，这样才能完整切除；其次肺结节得够小，要求直径≤ 2 cm，这样切缘才足够安全。由于切除范围较小，因此不作为Ⅰb期以上肺癌的根治性手术方式，如果肺癌患者年龄大、肺功能差而承受不了肺叶切除，可以考虑楔形切除术。■编写：谢少华

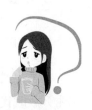

33. 哪些肺结节患者适合肺叶切除术?

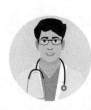

答：肺结节直径＞ 2 cm 的肺癌患者；考虑有淋巴结转移的肺癌患者；或直径＜ 2 cm，但靠近肺门、位于多段交界处不适合行肺楔形切除、肺段切除的肺良性肿瘤和肺癌患者。

对于直径＞ 2 cm 的经多学科会诊考虑肺癌的患者，肺叶切除术更为合适。另外对于位置较深，位于肺门附近的结节，相当于一棵树靠近树干的地方，楔形切除及肺段切除就像折断边缘的树枝一样无法

准确切除结节，或者达到结节的安全切缘，因此需行肺叶切除。对于位于肺叶中央、多个肺段交界处的肺结节来说，切除任何一个肺段都无法达到完整切除的目的，这时也需行肺叶切除。■编写：谢少华

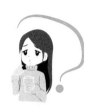

34. 哪些肺结节患者适合肺段切除术？

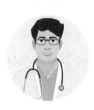

答：肺段切除术适合于结节直径 ≤ 2 cm 的早期肺癌和肺良性肿瘤患者，以及不能耐受肺叶切除术的肺癌患者；有多处肿瘤的患者；需要多部位切除的患者；肺癌术后复发病灶直径 ≤ 2 cm 的患者；位置较深的转移性结节的患者。

肺结节肺段切除同样有适用条件，如高龄伴有多种内科疾病、心肺功能差不能耐受肺叶切除术；结节直径 ≤ 2 cm 且 CT 提示磨玻璃样成分为主；多处原发肺癌，需要同期或分期手术进行多部位切除；肺癌术后再发病灶直径 ≤ 2 cm；位置较深的转移性结节；术前无法确定良恶性且位置较深的结节。■编写：谢少华

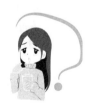

35. 什么是多发性肺结节同期手术、不同期手术？

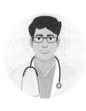

答：多发性肺结节的同期手术指的是同一次手术处理多个结节，不同期手术指的是分次处理不同的结节。

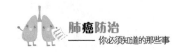

有些多发性肺结节的患者想一劳永逸，切除所有结节，但是否可行还需要医生根据结节的情况和患者的全身情况来综合判断。对于多发性肺结节经多学科会诊后需要进行手术切除的多个结节，其手术策略应根据结节的数量、位置、临床分期、患者的心肺功能来决定是行同期手术还是不同期手术。同期手术可以同一次手术处理多个结节，而不同期手术则需多次进行。多发性肺结节的处理原则为主病灶优先，兼顾次要病灶。常常采用肺叶切除、亚肺叶切除相搭配的方式进行切除，但应尽量避免全肺切除。对于位于两侧肺的多发性肺结节是否行同期手术，需要根据患者的心肺功能情况及术者经验经多学科讨论后决定，双侧肺同期手术呼吸衰竭的风险会明显升高，所以选择双侧肺同期手术时需慎重。■编写：谢少华

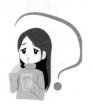

36. 肺结节手术的创伤大吗?

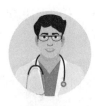

答：目前，绝大多数的肺结节手术都采用胸腔镜手术，创伤的大小与手术切除范围和入路有关。相对于传统开胸手术，胸腔镜手术创伤明显降低，在没有并发症的情况下，一般术后 7 天内出院，但手术会给患者带来一段时间身体上的不适和心理上的影响，因此，需要医护人员、患者、家属共同努力，让手术的创伤降到最低。

首先，决定肺结节手术创伤的因素之一是肺结节手术的切除范围。根据结节的大小、病理性质、位置以及和周围器官组织的关系，我们可以选择楔形切除、肺段切除以及肺叶切除等。一般来讲，楔形

切除和肺段切除的切除范围较肺叶切除小，能保留更多的肺组织，创伤相对较小。

其次，决定肺结节手术创伤的另一个重要因素是肺结节手术的入路，也就是我们经常说的开放手术还是微创手术。传统的开放手术，切口一般长 20~40 cm，需要切断胸壁的背阔肌、前锯肌等肌肉组织，而且需要强行拉伸或切断肋骨后才能进行手术。存在肌肉、血管和胸壁神经损伤大，术后切口疼痛剧烈，出血多，切口感染和愈合不良可能性增加，心血管和呼吸系统合并症发生率上升等缺点。微创手术（胸腔镜手术）只需在胸壁打孔，应用目前先进的电视影像技术和特殊器械即可以完成手术。对胸壁肌肉、血管、神经的损伤小，对肋骨的牵拉小且不用切断肋骨。创伤小，出血少，对心肺功能影响小，更有利于患者的康复。

微创手术相较传统开放手术还有一个优势，那便是外科医生借助胸腔镜的高清晰成像以及放大作用，对术中操作区域看得更清楚，提高了对局部解剖层次、组织结构的辨识度。同时更多地借助电勾、超声刀等能量器械进行精细操作，能减少术中出血和组织误伤的可能。

总的说来，和开放手术相比，微创手术能减少手术创伤，主要体现在手术对胸壁组织的破坏小，术中操作更为准确精细，从而减轻术后疼痛、减少术中出血、加速术后康复。但在手术切除范围上，微创手术和开放手术是一致的。对肺结节的切除，尤其是肺肿瘤性结节的切除，优先遵循的原则是最大限度地将肿瘤切除干净，最大限度地多保留正常肺组织。■编写：肖平

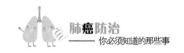
37. 手术中能诊断肺结节是肺癌吗?

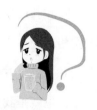

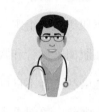

答：能。对于术前没有病理诊断的肺结节，手术中都要在切除后送快速冰冻病理检查来明确肺结节的性质，一般不超过 1 小时就可判别绝大多数肺结节的良恶性。

术中快速冰冻病理检查是将手术当中切取的病变组织在冷冻切片机中快速冷冻后制成切片，进行病理诊断，其诊断符合率在 90% 以上。它的具体作用为：①判断病变的性质，确定病变是不是肺癌；②明确肺癌的严重程度，例如是原位腺癌还是腺癌；③通过对肺癌周围及局部淋巴结的检查，了解肿瘤的扩散情况。以上作用对外科医生来说意义重大。根据术中快速冰冻病理诊断结果，外科医生才能进一步决定手术方案和手术范围。

但是，需要提醒注意的是，术中快速冰冻病理检查由于需要在短时间内完成取材、冰冻、切片、制片以及诊断等一系列程序，存在时间、取材和技术的局限性，其结果与术后 5~10 天才能完成的石蜡切片诊断报告比较，存在一定比例的误诊（＜ 2%）和不能诊断的情况（1% 左右）。因此，所有进行术中冰冻病理检查的标本和手术中其他的切除标本都需要进行术后常规石蜡病理检查，病变的最终诊断结果以石蜡病理诊断为准。■编写：肖平

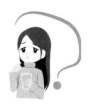

38. 确诊肺癌的肺结节是否都是早期肺癌？

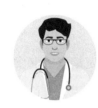

答： 通过体检发现肺结节并最终诊断为肺癌的患者，大多数都是早期肺癌。

肺结节手术后需要通过病理诊断来作进一步判断。如果术中病理是原发性肺癌，还需要通过对肿瘤周围区域淋巴结进行活检或清扫，并将淋巴结进行病理检查后，明确没有淋巴结转移，才能诊断为早期肺癌。■编写：肖平

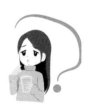

39. 肺结节确诊为肺癌后能活多久？

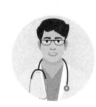

答： 如果肺结节最后诊断为原发性肺癌，需要根据病理类型和肺癌分期来预估其生存期，对于病理为原位腺癌和腺癌微浸润的患者，其治愈的可能性接近100%。对于明确为早期原发性肺癌的肺结节（临床一般称为Ⅰ期肺癌）患者，其术后的5年生存率在65%~95%。

Ⅰ期肺癌又细分为ⅠA期和ⅠB期。目前的资料显示，ⅠA期肺癌术后的5年生存率接近95%。看到这里你可能会说："我就想问能活多久，你这个5年生存率我看不明白。"在这里简单说明一下：

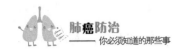
5年生存率是临床医生评价恶性肿瘤治疗效果最常用的一个预测性指标，意思是恶性肿瘤经治疗后存活时间等于和大于5年的患者数占相同分期的患者总数的百分比。所以，5年生存率并不代表只能活5年，而是说活到5年或5年以上，上不封顶（当然，除非你能长生不老）。肺癌如果治疗后5年内没有发现复发和转移，再复发和转移的可能性就非常小了，可以认定为"治愈"。

所以，早期肺癌患者在经过治疗后5年以内，定期复查非常重要，它可以对复发或转移早发现，从而早治疗。不能因为自己是早期，长期生存率高就忽视定期复查。

另外，对于肺结节确诊为肺癌，同时肿瘤周围区域淋巴结又存在癌细胞转移的患者，其临床肿瘤分期就是Ⅱ期或Ⅲ期，不能算作早期肺癌，长期生存率将会明显下降。■编写：肖平

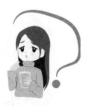

40. 肺结节手术后还需要进一步治疗吗？

答：这个问题需要从以下几个方面来回答：

肺结节诊断为良性肿瘤的，不需要进一步治疗。

肺结节诊断为转移性肺癌的，需要遵循原发灶所在部位恶性肿瘤的治疗原则进行下一步治疗。

肺结节最后诊断为原位腺癌、腺癌微浸润和ⅠA期原发性肺癌的，不需要进一步治疗，只需要定期复查。

肺结节诊断为ⅠB期原发性肺癌的，有些指南和规范认为不需要做术后辅助治疗，有些认为要做术后辅助治疗，这需要根据具体情况咨询肿瘤科医生。

对于肺结节确诊为肺癌，同时肿瘤周围区域淋巴结又存在癌细胞转移的患者，其分期已不属于早期，是需要行术后进一步治疗的，具体方案需要依据术后病理报告、患者身体情况、经济情况等因素来决定。■编写：肖平

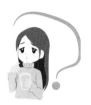

41. 如果需要治疗的肺结节患者不能手术怎么办？

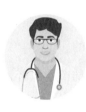

答： 手术治疗是目前公认的早期肺癌首选治疗方式。但是，对于高龄，因伴有心、肺及其他疾病不能耐受手术、拒绝手术的患者，可以考虑放疗、射频消融等治疗方式。

体部立体定向放射治疗（SBRT）利用高度精准的放疗技术，将根治性的放射剂量通过外照射的方式聚焦到肿瘤部位，达到消灭肿瘤的目的，同时最大限度地减少对正常肺组织的损伤。由于是放射治疗，需要在治疗前通过活检明确为肺癌的患者才能施行。

射频消融技术（RFA）将射频能转换为热能，让局部温度控制在60~100℃后，造成肿瘤细胞的凝固性坏死。这种治疗方式具有靶向性、微创性、痛苦小、恢复快等优点，但是开展时间较短，具体疗效需要更大样本量和更长时间的研究验证。

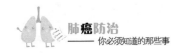
除以上两种针对不能手术的早期肺癌的主要治疗方式外，还有诸如激光消融、高强度聚焦超声等在国内较少用于肺癌的治疗手段。■编写：肖平

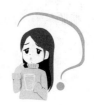

42. 哪些肺结节需要采用放射治疗？

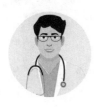

答：放射治疗就是大家所称的放疗。放疗属于恶性肿瘤的一种治疗方式，首先，明确肺结节属于恶性结节，是进行放疗的前提条件。其次，怀疑恶性肺结节首选治疗手段为手术治疗。由于肺结节体积小，部分位置较深，在放疗前很难获取明确的病理结果，因此对于绝大多数肺结节来说是不首先考虑采用放疗的。

对于经临床诊断或长期随访后考虑为肺部恶性结节的患者，如果合并严重心肺疾病不宜手术治疗或对手术恐惧、排斥而不愿接受手术治疗，且通过PET-CT检查、穿刺等手段能证实或获取恶性肿瘤病理结果，在同患者及家属充分沟通病情后，可采取单次或多次给予靶区高剂量照射的治疗方式，由于立体定向放疗可能导致放射性肺炎、呼吸衰竭等并发症，因此在进行治疗前应该对患者进行严格筛选，在放疗过程中也必须严密监控不良反应的发生，并做好相应的处理准备。■编写：吴磊

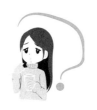

43. 放射治疗是如何治疗肺结节的？

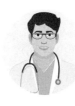

答： 针对肺结节的放疗也类似于早期肺癌的治疗，由于肺结节一般体积较小，推荐采用SBRT技术治疗，即采取单次或多次给予靶区高剂量照射的治疗方式，达到损毁肺部病灶的效果。

通常适合放疗的肺结节为单发肺结节，如为多发肺结节，则需要胸外科、放疗科等多学科团队讨论后，根据患者具体病情决定是否适合行放疗。肺结节SBRT治疗的原则是大剂量、少分次、短疗程，分割方案可根据病灶部位、距离胸壁或危及器官（食管、脊髓、心脏、大血管等）的距离综合考虑。通常给予的累积生物剂量（BED）应大于100 Gy。由于肺结节体积小，受到身体自身呼吸运动的影响较大，因此放疗期间准确的定位尤其关键，建议采用四维CT、主动呼吸门控技术等有效控制肺结节的呼吸动度，达到小范围的精准照射，射线剂量既能全面覆盖肿瘤靶区，又不至于过多误伤正常组织，最大限度减轻不良反应。

总之，肺结节的主要治疗手段为手术治疗，放疗目前不属于常规治疗手段，目前国内外也较缺乏这方面治疗的高级别证据，这就需要外科、影像科、病理科、放疗科等多学科团队行充分的讨论，再根据患者及家属的情况决定具体的治疗方案。■编写：吴磊

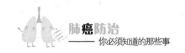
参考文献

［1］周清华，范亚光，王颖，等．中国肺部结节分类、诊断与治疗指南（2016年版）[J].中国肺癌杂志，2016，19（12）：793-798.

［2］张晓菊，白莉，金发光，等．肺结节诊治中国专家共识（2018年版）[J].中华结核和呼吸杂志，2018，41（10）：763-771.

［3］赫捷，李霓，陈万青，等．中国肺癌筛查与早诊早治指南（2021，北京）[J].中华肿瘤杂志，2021，43（3）：243-268.

［4］Aberle DR, Adams AM, Berg CD, et al. Reduced lung-cancer mortality with low-dose computed tomographic screening[J]. N Engl J Med, 2011, 365（5）: 395-409

［5］张云嵩，杨晨露，陈建，等．肺部小结节的外科临床诊治进展 [J].第二军医大学学报，2019，40（08）：847-853.

［6］刘宝东．肺磨玻璃结节的诊治策略 [J].中国肺癌杂志，2019，22（07）：449-456.

［7］董懂，韩丁培，曹羽钦，等．《单孔胸腔镜手术治疗肺癌中国专家共识》解读 [J].中国胸心血管外科临床杂志，2021，28（02）：137-145.

［8］刘成武，梅建东，刘伦旭．中国胸腔镜肺叶切除临床实践指南 [J].中华医学杂志，2018，98（47）：3832-3841.

［9］高树庚，邱斌，郭晓彤，等．胸腔镜解剖性部分肺叶切除手术技巧 [J].中华胸部外科电子杂志，2016，3（02）：122-124.

［10］姜格宁．胸外科手术学 [M].上海：上海科学技术出版社，2017.

［11］李小雪，蒲红，尹芳艳，等．肺部结节的诊疗新进展 [J].放射学实践，2019，34（05）：578-582.

［12］支修益，石远凯，于金明．中国原发性肺癌诊疗规范（2015年版）[J].中华肿瘤杂志，2015，37（01）：67-78.

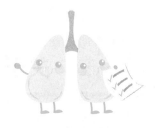

第四章

瞄准目标——诊治肺癌有办法

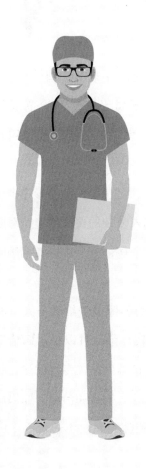

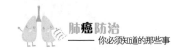

第一节　关于就诊

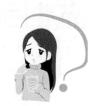

7. 初步考虑肺癌，如何选择就医？

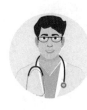

答：早期找胸外科，中晚期和晚期找放疗科和肿瘤内科，对于不属于医生诊治范围的患者，专科医生也会根据患者的病情，推荐到其他科室。

肺癌发病率和死亡率居高不下，人们谈之色变。肺癌诊疗也确有其复杂性，会使肺癌患者和家属就诊时陷入复杂的选择困境，医院里胸外科、呼吸科、肿瘤科、放疗科都看这个病，更是让患者无法知道究竟到哪个科治疗更合理。

初诊的患者和家属可以把自己已有的影像报告给医务人员看一下，因为现在的 CT、MRI 的报告已经比较详细，可以提示病情发展的早、中、晚期，医务人员可以根据报告推荐到相关专科就诊。每个专科医生也会评估具体患者的病情应该做什么检查和治疗，如果病情不适合本专业治疗，比如胸外科医生遇到肺癌晚期不适合手术的患

者，就会建议患者到更适合的内科治疗。■编写：胡彬

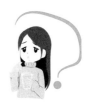

2. 初步考虑肺癌，检查的目的是什么？

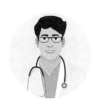

答：首先，尽可能地确定是不是肺癌；其次，确定肺癌的分期；最后，确定患者的身体情况。医生会把这些检查结果结合起来，选择患者身体状况能够承受的治疗方式。例如患者为早期肺癌，身体状况好，可选择手术治疗，但如果患者身体状况差，即便是早期肺癌，也可能选择放疗或其他治疗方式。■编写：钟离军

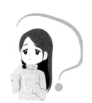

3. 通过哪些检查确定肺癌的分期？

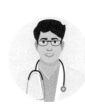

答：肺癌的检查手段包括 CT、MRI、PET-CT、纤维支气管镜、经皮肺穿刺等，纤维支气管镜和经皮肺穿刺可以用于肺癌组织的活检。

1）CT

胸部 CT 是发现肺癌的首要武器，我们通过分析患者的临床症状和体征，发现患者疑似患肺癌的，都需要进行胸部增强 CT 检查，这个检查可以及时发现肺内 3 mm 以上的病灶，并了解其大小、密度、和周围组织的关系，通过对这些信息的整合来判断是否要做进一步的有创检查，并大致判断有没有胸部脏器——比如胸膜、肺内淋巴结及

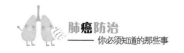

纵隔淋巴结等——转移。它是我们在肺癌诊断中的基石。

2）MRI

由于肺内填充有大量的空气，MRI技术对肺部病变的显示情况不佳，通常胸部MRI不作为主要的肺癌检查手段。但MRI技术在神经系统、软组织、骨组织等显示中均具有显著的优点，其显示层次清晰，信号多样，可以提供更多维度的信息。对怀疑有颅脑转移、其他器官转移、骨转移的患者，MRI具有重要价值，可以有效筛选出转移患者与非转移患者，为是否进一步手术、放疗、化疗等提供依据。

3）PET-CT及PET-MRI

PET检查作为分子显像技术，具有标记细胞特定物质代谢的能力。肿瘤细胞因其生长迅速需要大量的能量供应。日常我们使用的多为FDG显像剂，通过放射性标记的F离子，我们可以追踪组织细胞对葡萄糖的代谢情况，从而将大量消耗葡萄糖的肿瘤细胞与正常细胞区分开来，使其无所遁形。为了提高定位的精度，日常用的PET-CT及PET-MRI这两类检查都是通过将PET扫描与CT或MRI图像进行融合，融合后的图像能更好地显示全身病变及其特定代谢特征。其扫描通常为全身扫描，包括全身部位及组织，并可观察组织的代谢情况，有助于鉴别难以定性的病变，寻找转移病灶。对于肺癌患者而言，如果需要接受全身检查以排除转移风险，或需要对肺部病变的良恶性做出鉴别诊断，可以考虑做PET检查。

4）纤维支气管镜

纤维支气管镜通过气道引入镜头观察，适用于肺叶、肺段及亚段支气管病变的观察，可完成细菌学、细胞学检查，配合视频系统可进行摄影和动态记录。纤维支气管镜在观察过程中附有活检取样的能力，能帮助发现早期病变，并可开展息肉摘除等体内外科手术。由于其具有取得活检样本的能力，纤维支气管镜检查在肺癌术前的确诊及术后可疑问题的复查中均是极其重要的手段。

5）经皮肺穿刺

如果肺部肿瘤位于肺的边缘，可以在 CT、B 超等定位下用细针穿刺肺肿瘤获得病理活检样本。■编写：青浩渺

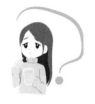

4. 初步考虑肺癌，为什么要做这么多检查?

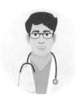

答：治疗前需明确肺癌的分期、患者的全身情况，对于不做手术的患者还需要获得病理诊断，以根据患者的具体情况选择治疗方式，这些信息需要多种检查才能明确。

肺癌的分期检查用于发现肿瘤的大小、是否发生淋巴结转移和远处转移以及生长方式。这需要对头、胸、上腹、骨骼等部位进行全面检查，会用到 MRI、CT、骨扫描以及 PET-CT 等检查手段。

获得病理组织的检查有：纤维支气管镜、经超声引导下支气管镜穿刺活检（EBUS-TBN）、磁导航、经皮肺穿刺、纵隔镜、胸腔镜等，对于内科治疗，还需要对取得的标本做基因检测、药敏、免疫标

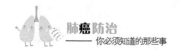

志物的测定，以选择药物。

肺癌的治疗往往对人体有一定伤害，因此需要在治疗前评估患者的承受能力，包括心电图、肺功能、肝肾功能、血常规等，对于合并有高血压、糖尿病等疾病的患者，还需通过检查来明确其合并疾病的严重程度。■编写：胡彬

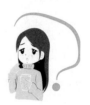

5. 为什么诊断肺癌需要做活检?

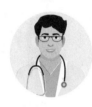

答： 对于首先选择内科、放疗、靶向治疗和免疫治疗的患者，治疗前需通过纤维支气管镜、经超声引导下支气管镜穿刺活检（EBUS–TBN）、磁导航、经皮肺穿刺、纵隔镜、胸腔镜等手段获得病理诊断，根据肺癌的病理类型，如鳞癌、腺癌和小细胞癌等，确定治疗方式和药物。

肺癌的病理确诊需要获取癌细胞组织，因此需要活检。内科靶向治疗前进行基因检测等治疗依据的检查也需要通过活检来获取癌细胞组织。中央型肺癌，纤维支气管镜检查病理活检确诊的可能性较大；痰细胞学检查，刷片检查也有一定概率确诊肺癌；磁导航纤维支气管镜技术还可用于周围型肺癌的活检；经气管针吸活检（TBNA）可对支气管壁外的肿大淋巴结组织活检；出现恶性胸腔积液可做胸水细胞学检查；经皮肺组织穿刺能对位于肺边缘的肿瘤进行活检。■编写：胡彬

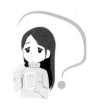

6. 活检会导致肺癌扩散吗?

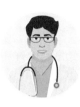

答: 基本不会。纤维支气管镜的活检本身就针对支气管腔内裸露的肺癌组织,基本不涉及肺癌扩散的问题。支气管穿刺活检、经皮肺组织穿刺活检可能会引起癌细胞扩散,但是概率很低,有资料显示大概为 0.3%。套管针刺活检引起癌细胞扩散的机会更小,因为针芯切割癌症组织后进入套管针内,从而不容易引起针道转移。■编写:胡彬

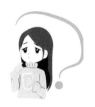

7. 做纤维支气管镜痛苦吗? 能否不做?

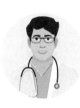

答: 随着麻醉技术的广泛应用,无痛化纤维支气管镜的出现提高了纤维支气管镜的舒适感,减少了患者的痛苦。纤维支气管镜检查对于靠近肺门的中央型肺癌是非常有必要的,可以发现肺癌的范围和获得病理诊断。

纤维支气管镜已成为获得肺癌定位与诊断的最可靠技术之一,与穿刺活检术及胸腔镜等技术一起构成了明确肺癌的病理学诊断的首选检查技术。相比穿刺活检术、胸腔镜活检术,纤维支气管镜具有风险更低和费用更低的优势,而且纤维支气管镜对于靠近中央的病灶的诊

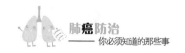
断具有重要的价值。使用纤维支气管镜进行检查能够通过观察气管以及支气管的变化情况来更好地了解病灶的部位以及病变程度，之后采用刷检以及活检、灌洗等方法来最终确诊。除此之外，还可以借助纤维支气管镜来进行支气管内膜染色，之后再借助活检最终提升早期肺癌诊断的准确率。

在纤维支气管镜检查前，医生会严格完善病史、实验室检查和影像学检查，并告知纤维支气管镜检查的目的、注意事项、需配合事项，讲解检查流程。例如，纤维支气管镜进入声门时会产生恶心、咳嗽的症状，属于正常现象，医生会注入 2% 利多卡因以减轻上述反应。最大限度地消除患者的恐慌和顾虑，减轻心理负担。检查中也有医护人员随时关注患者生命体征，保证检查安全。检查后应避免用力讲话、用力咳嗽，注意休息。可能的常见症状，如咽喉部不适、疼痛、声音嘶哑、吞咽不畅、胸部不适、咯血等，一般不必进行特殊处理，可于休息后逐渐缓解，若出现大咯血的症状，应及时就诊。■编写：周琴

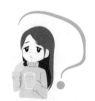

8. CT 检查会伤害我的敏感器官吗？

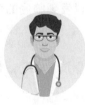

答：不会。一般来说 CT 检查对人体不会有损害或者影响。CT 检查是比较常见的一种影像学检查方法，虽然有辐射，但是单次检查剂量很小。对人体的损伤往往是微小的，是比较安全的，对甲状腺、性腺等敏感器官，在检查时医生也会加以保护的。

通常 CT 检查有两种方式，分别为普通平扫和增强扫描。增强扫

描是在平扫 CT 的基础上，静脉注射碘对比剂，碘对比剂会随着血液循环，到达全身的组织器官中。注射了碘对比剂之后，就可以观察病变组织的情况，与周围正常的组织作对比，看是否有病变。

所以 CT 检查对人体的影响主要是两个方面，一是辐射剂量的影响，二是增强扫描中碘对比剂的影响。

CT 检查中的辐射剂量危害主要来源于 X 线产生的电离辐射。电离辐射可破坏人体内某些大分子结构，损伤细胞，从而损伤人体。根据国家发布的《X 射线计算机断层摄影成年人诊断参考水平》（WS/T 637-2018），一次常规 CT 检查的辐射剂量根据部位有所不同，大致在 2~15 mSv。医疗照射本身并不受辐射剂量限值所限制，但需遵循正当化和放射防护最优化的原则。医生在检查过程中需要协助受检者使用适宜的防护用品对临近照射野的敏感器官，如甲状腺、性腺、头颅、眼睛、儿童骨骺等进行屏蔽防护。对于常规的 CT 检查而言，其电离辐射所致损伤远远小于肿瘤相关药物与治疗所致损伤，遵医嘱进行的 CT 检查并没有带来直接器官损害的相关报道。■编写：青浩渺、周琴

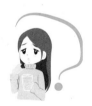

9. 做增强 CT 会过敏吗?

答：对碘过敏的人需要警惕过敏可能，如果患者对海带、紫菜、海鲜鱼、干贝、淡菜、海蜇、龙虾等过敏，应该在检查前向医生说明。

碘对比剂带来的副反应则比较常见。轻度反应主要为各类过敏反应，如荨麻疹、瘙痒等，中度反应则可能导致腹

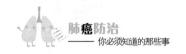
痛、腹泻、呕吐等，重度情况下甚至可能导致休克。除此之外，由于碘对比剂对甲状腺、肾脏等功能的影响，严重甲状腺功能亢进、肾功能不全、糖尿病肾病、肾血管疾病、严重心血管疾病、肺动脉高压、支气管哮喘、心力衰竭等患者禁用增强 CT，可考虑用普通平扫 CT 检查。■编写：青浩渺、周琴

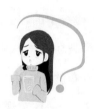

10. 为什么要做骨扫描检查？

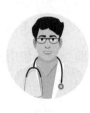

答： 骨扫描是肺癌检查的重要项目之一，采用 ^{99m} 锝 –MDT 型制成的显像剂。首先就像打针一样，将显影剂从静脉注入，显影剂随着身体的代谢和血流到达病变部位形成聚集并配合成影仪器检查。骨是肺癌常见的转移部位，因此，骨扫描很重要。第一，可以把骨的病变找出来；第二，根据放射性异常浓聚的大小、范围和程度的不同，我们可以用来鉴别是不是肺癌转移；第三，用于治疗评估，治疗以后我们根据放射性异常浓聚范围大小的变化，来鉴别转移灶是否有残余或者复发。■编写：青浩渺

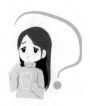

11. 骨扫描会伤害自己和家人吗？

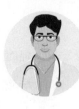

答： 骨扫描过程中接触的放射性物质剂量都比较小，一般不会对人体健康造成明显的影响。正常身体健康的家属一般不需要进行隔离，但如

果是孕妇或者儿童，对放射性物质相对比较敏感，而且抵抗力相对比较低，在骨扫描后的 24 小时内，要适当注意隔离，尽量避免近距离接触。

显影剂伤害小。^{99m} 锝 –MDT 型显影剂是一种核素，会产生一定的射线，对人体有一定的辐射作用，但它的剂量很小，波长也很小，其身体代谢时间一般在 6 小时左右，也就是这些药物在身体里所待的时间最多也就是 6 小时左右，6 小时后这些药物就会代谢完毕。因此，它是不会长期对自己及家人造成危害的。

检查完应重视。第一，多食用一些富含维生素的食物，多吃些新鲜的蔬菜、水果，增强身体的抵抗能力，提高身体抗辐射的能力，多饮水，勤排尿，通过正常生理活动尽快排出药物；第二，虽然检查结束后携带的药物明显减少，辐射剂量降低，但也需要警惕不必要的辐射损伤，注意不与他人近距离接触，特别是不与孕妇、儿童亲密接触；第三，极少数患者出现过敏反应，如皮疹、腹泻等，一般不用处理就会自愈，如果不缓解需要就医。■编写：周琴

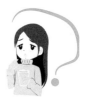

12. PET–CT 会伤害自己和家人吗?

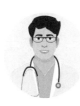

答：PET–CT 检查是具有一定的辐射性的，因为 PET–CT 检查时注射的药物有一定的辐射性，但因为它的波长非常短，所以它的射线损伤的距离也很短，检查后可以与健康的家人正常接触，但当天不宜与孕妇及儿童近距离接触。

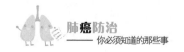

PET-CT 是目前集 PET 与 CT 双重功能为一体的，最先进的医学影像设备，可以提供病变解剖结构、功能以及代谢方面的信息，在临床上对于诊断肿瘤疾病、神经系统疾病等十分有用，PET-CT 检查在肿瘤患者中的应用可有效鉴别肿瘤的良恶性与肿瘤的具体分期，同时还可对患者全身情况进行评估。虽然 PET-CT 扫描的过程中会注射微量的放射性核素，但 PET-CT 检查也是非常安全的。

有糖尿病的患者检查前要准备好控制血糖的药物，另外患者应将假牙、电子产品等对检查有影响的物品取出，患者不要进行过量的运动和说话，多注意休息。由于肠镜、胃镜等治疗会对胃黏膜造成损伤，从而对影像判读造成影响，因此检查前患者应告知医务人员近期有无进行这些检查和介入性治疗，如有则应更改检查时间。血糖过高的患者检查前 5 小时内避免饮食或饮水，这样可以避免血糖过高对显影剂摄取造成影响。在扫描过程中，患者要保持正确体位，不要讲话或移动身体，以免影响检查效果。检查完成后患者如有头晕、心慌等症状，应及时告知医务人员。检查结束后 24 小时内大量饮水，多排尿，这样有利于将体内残余显影剂排出。检查后 16 小时内，尽量不要接触孕妇、儿童及出入公共场合等人流密集的地方。一般显影剂一天就能排出体外，在第二天患者体表的辐射水平已经接近天然水平，因此对身边的人影响很小。■编写：周琴

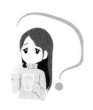

13. 为什么肺癌患者还要做和癌症不相关的检查？

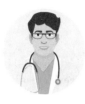

答：对于肺癌患者，治疗前还需要查血生化、输血前九项、肺功能、心电图等项目，这些检查并非与癌症完全不相关，对于合并有高血压、糖尿病的患者，需要做这些检查明确这些合并症的严重情况，评估患者的全身情况，选择患者能够承受的治疗方式。在治疗中，这些检查可以及时发现肺癌治疗的并发症和药物副作用，有助于医生及时调整治疗方案。

血生化是评估身体代谢、肝肾功能、心脏功能等重要检查项目之一。在肺癌治疗中，血生化的变化可以分析患者的治疗副作用，同时也可提醒医生及时处理异常指标，改变治疗方案与决策，更好减少肺癌治疗带来的并发症。

肺功能检查是通过对肺通气和肺换气功能进行测定，以了解呼吸系统疾病对肺功能损害的程度和性质，肺功能可能正常，也可能有不同程度的减退。通过肺功能检查，可有效评估肺功能状态，从而选择合适的治疗方式，减少肺癌治疗的不良反应。

心电图检查是评估心脏功能的重要手段。心功能差的患者在肿瘤治疗时易发生心律失常。心电图检查可以观察心脏情况、节律、速率，有无心律失常、心肌缺血等症状，可以为医生提供准确有效的参考依据，降低风险，提高肿瘤治疗的安全性。

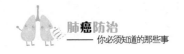

输血前九项是检查血液中是否有细菌和病毒侵犯的检查指标，也是输血前的重要标准。比如，肺癌并发症中极易出现咯血等症状，必要时可以输血保证生命安全。同时，在肺癌手术治疗过程中，也可以为医生备血提供重要参考。■编写：周琴

参考文献

［1］Wood DE，Kazerooni EA，Baum SL，et al. Lung Cancer Screening，Version 3.2018，NCCN Clinical Practice Guidelines in Oncology[J]. J Natl Compr Cancer Netw JNCCN. 2018，16：412–41.

［2］Zhou Q，Fan Y，Wang Y，et al. China National Lung Cancer Screening Guideline with Low–dose Computed Tomography（2018 version）[J]. Zhongguo Fei Ai Za Zhi Chin J Lung Cancer. 2018，21：67–75.

［3］范庞双 . 分析纤维支气管镜在肺癌诊断中的临床价值 [J]. 医学食疗与健康，2021，19（4）：42–43.

［4］段娜，韩芳，黄华俊 . 肺癌患者纤维支气管镜检查舒适度的影响因素 [J]. 癌症进展，2020，18（17）：1821–1824.

［5］Valentin J. Managing patient dose in multi–detector computed tomography（MDCT）. ICRP Publication 102[J]. Annals of the ICRP，2007，37（1）：1–79.

［6］刘春 . 探讨 ^{99m}Tc–MDP 全身骨扫描患者施予心理护理和专科护理宣教的干预效果 [J]. 中国伤残医学，2020，28（6）：75–76.

［7］刘静 . 对行 PET–CT 检查的肿瘤患者实施精细化护理配合心理安慰的效果分析 [J]. 黑龙江医学，2019，43（5）：539–540.

第二节　手术治疗

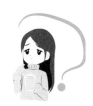

1. 哪类肺癌患者适合外科治疗？

答：肺癌的外科治疗包括：

（1）Ⅰ～Ⅱ期非小细胞肺癌，Ⅰ期、Ⅱ期肺癌略等同于人们所说的早期和中期肺癌。

（2）新辅助治疗后的Ⅲ期非小细胞肺癌，Ⅲ期肺癌略等同于人们说的中晚期肺癌。

（3）多原发肺癌。

（4）局部可切除的小细胞肺癌。

1）Ⅰ～Ⅱ期非小细胞肺癌的外科治疗

随着体检中胸部螺旋 CT 的普及，越来越多的肺癌患者发现时都是早期或中期，这显著降低了肺癌相关死亡率。外科手术根治性切除肿瘤是Ⅰ～Ⅱ期非小细胞肺癌的首选治疗手段。

2）可切除的Ⅲ期非小细胞肺癌的外科治疗

Ⅲ期非小细胞肺癌属于中晚期，病灶局部有侵犯或出现淋巴结转

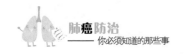
移，但还未扩散至全身。通过新辅助治疗，如放疗、化疗、靶向治疗后，如果病灶缩小，肿瘤降期，可以行手术切除。

3）多原发肺癌的外科治疗

多原发肺癌是指在肺内出现了多个原发肺癌，这些病灶都是"独立"的，没有"亲戚"关系，即一个病灶并不是另一个病灶的转移灶，其可能同时出现，也可能在一个病灶治疗后才出现。随着胸部螺旋 CT 分辨率的提高，同期多原发肺癌的检出率也越来越高。这些患者可以根据病情进行同期手术或分次手术。

4）局部可切除的小细胞肺癌的外科治疗

小细胞肺癌恶性程度高，容易全身转移，手术并非首选治疗方式，但对于明确为 $T_{1\sim2}N_0$ 局限期非小细胞肺癌患者，可通过手术切除控制局部病灶，并联合术后全身治疗，术后辅助治疗，如化疗和放疗。术后淋巴结（N_1/N_2）转移者，除了行辅助化疗外，还应该行胸部放疗和预防性全脑放疗。■编写：杨晓梅

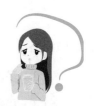

2. 为什么有些肺癌患者需要立即手术，有些患者却需要先治疗后手术？

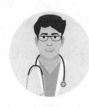

答：对于不同分期的肺癌患者，手术时机也不同，对于早期和大部分中期（Ⅰ～Ⅱ期非小细胞肺癌）的患者，手术是首选的方式，对于中晚期（Ⅲ期非小细胞肺癌）患者，由于肿瘤较大或已经有多处淋巴结转移，术前需要新辅助治疗，就是用化疗或放疗、或

靶向治疗、或免疫治疗等方式使肿瘤缩小，杀灭看不见的转移癌细胞，然后再手术，这样可提高整体治疗效果，最终达到延长患者生存时间的目的。

　　要理解新辅助治疗，首先需要了解肺癌的综合治疗。肺癌是一种全身性疾病，可能转移和复发，所以对Ⅱ期以上的患者，都需要把手术、放疗、化疗、靶向治疗、免疫治疗等结合起来，达到"1+1＞2"的目的，更好地延长患者生存时间、提高患者生活质量。新辅助治疗是综合治疗的一种方式，也是Ⅲ期非小细胞肺癌的标准治疗方式，临床研究已经证实非小细胞肺癌的新辅助治疗可以延长Ⅲ期非小细胞肺癌患者的生存期。■编写：郑敏

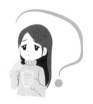

3. 新辅助治疗后多久可以手术？

　　答： 根据选择的治疗方式不同而不同，根据患者的恢复情况不同而不同。

　　新辅助治疗主要包括术前化疗、新辅助治疗前放疗、术前靶向治疗、术前免疫治疗等，新辅助治疗后都需要一个"间歇期"，让治疗引起的副作用减轻，患者身体情况恢复后再进行手术治疗。一般来说，新辅助化疗后3~4周才能手术，新辅助放疗后5~8周才能手术，新辅助靶向治疗后2周才能手术，新辅助免疫治疗后4周才能手术。在手术前，还需要重新检查，评估新辅助治疗的疗效和患者的全身情况，只有在治疗有效和全身情况能承受手术的前提下才可以进行手术治疗。■编写：郑敏

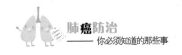
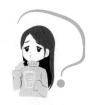

4. 肺癌患者做手术前要注意什么？

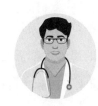

答： 患者方面需要做好从心理到生理等各方面的准备，手术后才能更好、更快地恢复。

心理上需要注意什么？确诊肺癌对每个患者都是一个不小的打击，从心理上来说有一个逐渐接受的过程。手术是早、中期肺癌治疗的最好方式，能进行手术说明病情还在可控范围内，还有治愈的希望。手术前患者应该接受自己生病的事实，相信科学、相信医生，消除紧张、焦虑等不良情绪，这样才能更好地配合治疗和促进恢复。

生理上需要注意什么？首先，对于吸烟的患者，应该戒烟2周以上。因为吸烟会导致气道的纤毛运动减弱，术后出现痰液排出困难的情况，从而导致肺部感染等。另外，要加强营养、均衡饮食和戒酒，以保证身体在一个良好、平稳的状态下接受手术。最后，还需要练习深呼吸和有效咳痰，以帮助手术后有效咳出痰液，促进胸腔液体和气体排除，以尽快恢复。■编写：戴维

5. 什么是术前呼吸道准备？

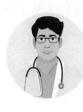

答： 术前呼吸道准备是有针对性地在手术前进行呼吸功能训练以改变患者的呼吸方法，有效清理患者呼吸道内的分泌物，帮助患者有效改善肺功能，提高对手术的耐受性，同时促进手术后恢复。■编写：徐娜

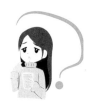

6. 该如何做术前呼吸道准备?

答：术前需戒烟,进行呼吸器训练、咳嗽训练等。

（1）戒烟：吸烟患者术前戒烟2周以上。

（2）可选取深呼吸训练器训练,纠正患者不正确的呼吸方式,通过锻炼,有节律地、缓慢地深吸气和深呼气,增加呼吸肌力和咳嗽力度。每次吸气以达到目标刻度为准,每日以身体所能承受的程度逐渐调高刻度,增加吸气量。

（3）指导练习腹式呼吸：一手放胸部,另一手放腹部,以鼻吸气,吸气时尽量挺腹,呼气时,撅嘴呼气收缩腹部,胸部尽量保持最小活动幅度。

（4）术前的咳嗽咳痰训练：取坐位或半卧位两肩放松,深吸气后屏住呼吸,收缩肋间肌、抬高膈肌,张嘴呼气,用力收缩腹部连续咳嗽。

（5）遵医嘱氧气雾化吸入。■编写：廖佳

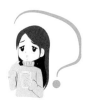

7. 肺癌患者手术前如何吃?

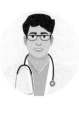

答：护士在肺癌患者入院后会对其进行常规的营养风险筛查,判断其是否存在营养不良以及营养不良风险等级,然后根据筛查和评估结果对患者实施饮食营养指导。

一般来说,对于没有出现营养不良的患者可指导其正常饮食,因为肺癌早期对消化系统的功能影响较小,在患者能接受的前提下,尽

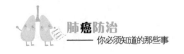

可能地给予蛋白质、糖、脂肪等高能量食物以及维生素、矿物质等，如瘦肉、鸡、鸭、兔、鱼、虾、豆制品以及各种谷类，增强机体抵抗力，使身体能够耐受手术对正常生理的损伤。若出现咳嗽、咯血等症状，应服用一些止咳、补血、抗肿瘤的食物，如莲藕、梨、百合、白木耳、乳制品、豆制品等；轻、中度营养不良患者可适量地补充肠内营养制剂，并依据营养师的建议积极地调整自己的饮食习惯和结构；对于重度营养不良的患者，为了避免术后感染的发生，影响患者伤口愈合的时间，应指导患者在进行1~2周营养师的饮食干预后再进行手术治疗。为了防止肥胖患者由于过多的脂肪而影响到术后伤口的愈合，还应该积极指导患者在术前适当地控制体重，保持低脂肪、低能量、高蛋白的饮食；为了减少饮水呛咳的患者在术后发生肺部感染，应指导患者在治疗前不吃或少吃流质的食物或是饮料，防止患者发生呛咳，必要时还可为患者安置鼻饲管。最后就是在肺癌患者进行手术的前一天不能够让患者进食过多、过量的食物，并且提醒患者应该吃得清淡一些。■编写：廖佳

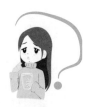

8. 手术前、手术后都要抽几次血，为什么？

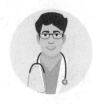

答：手术前抽血主要是为了检查血常规、凝血指标、生化等；手术前抽血是了解患者基础病情的方式之一。手术后抽血为了解患者的恢复情况，通过抽血复查，看是否有感染等存在，也是评估术

后用药方案的依据之一。

手术前抽血化验血常规可了解患者有无炎症，有无明显的贫血以及血小板减少的情况。如果患者术前存在细菌或病毒感染，建议积极抗感染治疗，待感染控制后再行手术；如果术前发现明显的贫血症状，建议改善贫血后再行手术治疗；如果术前血小板明显降低，需要提升血小板到正常范围再考虑手术。

术前检查凝血指标是为了判断患者的凝血机制是否有异常，若术前存在凝血功能异常，可能会造成术中或者术后大出血，需要术前纠正后再手术。

术前进行血液生化检查是为了评估患者的肝、肾功能是否存在异常，以此判断患者对麻醉的耐受程度，若术前存在肝、肾功能严重异常者又未及时处理，可能会造成术后肝、肾功能衰竭。手术前做血型鉴定及交叉配血实验是为了备好一定数量的红细胞或血浆，以便术中大出血时及时取用。

手术后抽血主要检查血常规和生化功能等，查血常规是为了查看术后感染的情况，若白细胞、C反应蛋白这些感染指标升高，应该尽早抗感染治疗；术后观察红细胞计数和血红蛋白等的变化，可及时发现有无出血征象。血液生化检查是为了观察身体内环境的改变，如电解质和酸碱平衡情况及患者的肝、肾功能情况等，以发现术后病情变化并及时治疗，以免影响术后恢复。■编写：胡小群

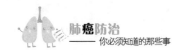
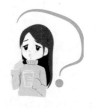

9. 手术前签的同意书有哪些？该如何理解？

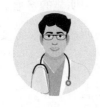

答：手术前一般需要签署手术同意书、输血同意书、术中冰冻病理检查知情同意书、预防性抗凝治疗同意书、医用高值材料使用同意书和医患沟通知情同意书等。

为什么要签这么多同意书？手术是一个系统工程，需要方方面面的准备，同时手术也是一个"破坏性"的工程，对人体有潜在的伤害和风险；而这些都需要事先告知患者及家属，以取得其理解和同意，这是法律赋予医生的义务，以及患者知情和选择的权利。

为什么要签手术同意书和输血同意书？在众多知情同意书中，最重要的是手术同意书，上面详细告知了患者目前的诊断、拟进行的手术方式、替代方案以及相关风险。另外，手术中、手术后都可能发生意外出血，当人体出血量大于 20%，也就是约 800 mL 时，就会有失血性休克的危险，这时候就需要输血。但是目前的临床用血多是来自健康献血者的，而不是患者自身的血液，故可能发生发热、过敏和溶血等输血反应；另外，还有可能感染一些目前检测技术尚不能及时发现的血源性传播疾病，比如乙肝、艾滋病等。

为什么要签术中冰冻病理检查知情同意书？目前肺癌手术多为早期小结节病变，在手术前绝大部分都没有确诊，故手术中医生会常规进行冰冻切片检查，大概 1 小时内就会有初步结果，然后医生根据这个结果决定下一步切除方式。但是由于目前技术的局限性，术中冰冻切片检查的准确性只有 98% 左右，尚不能达到 100%，可能和术后 7 天左右的最终石蜡病理诊断有出入，可能会导致治疗方式改变，故也要和患者讲清楚。

为什么要签预防性抗凝治疗同意书？肿瘤患者的血液呈高凝状态，加上手术后早期活动少，容易形成下肢静脉血栓，严重时血栓会脱离引起肺栓塞导致生命危险，故目前肺癌手术指南都推荐常规进行术后预防性抗凝治疗。但是抗凝治疗有可能会引起潜在的出血或者渗出液增多。

为什么要签医用高值材料使用同意书？目前肺癌手术 80% 都是微创胸腔镜手术，与传统的开放手术不同，微创胸腔镜手术的创面只有一个或者几个孔，这可大大减轻患者术后的疼痛，促进恢复。由于医生的手不能伸入胸腔，而是借助长约 60 cm 的各种腔镜器械进行操作，用切割缝合器和吻合钉切除肺和肿瘤，而这些器械属于医用高值材料，需要患者知情。

为什么要签医患沟通知情同意书？为了方便患者理解，最后还有一个汇总了上面所有知情同意的内容的医患沟通知情同意书，该同意书言简意赅地概括了患者目前的情况及相应的风险。■编写：戴维

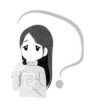

10. 做了新辅助治疗的患者，手术前该如何准备？

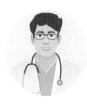

答：手术前做了放疗、化疗、靶向治疗或免疫治疗的患者，身体较虚弱，在手术前需要更精心的准备，加强营养，避免感冒，克服心理压力。

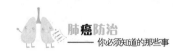

做过既往治疗的患者往往身体更虚弱，对手术的承受能力更弱，风险也相对更高。首先，应该加强营养。做了放、化疗的患者由于恶心、呕吐等副反应，进食多较差，更需要清淡、营养均衡的饮食。其次，应该避免感冒。因为做了放、化疗，患者免疫力下降，容易受到细菌、病毒感染，从而影响手术。最后，需要树立信心。由于患者经过了前期的治疗，对自己的疾病有了一定的接受度。但是前期治疗过程已较长，患者可能会有焦虑、苦恼等不良情绪，这时特别需要树立对后续治疗的信心。■编写：戴维

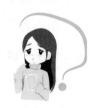

11. 手术前一天有什么常规的准备？

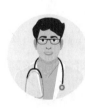

答：（1）合血：抽取静脉血进行交叉配血，为术中用血做好准备。

（2）个人卫生准备：沐浴、剪指甲、保持口腔清洁。

（3）熟练掌握深呼吸训练器使用方法，学会正确咳嗽排痰的技巧。

（4）饮食：术前一晚进食清淡易消化的饮食，并根据医务人员指导术前禁食禁饮。

（5）心理、睡眠：做好自我调整，将紧张情绪降至最低。失眠患者可遵医嘱服用安眠药。

（6）若有高血压、糖尿病、心脏病等合并症的患者，请遵医务

人员指导服用相关药物。■编写：徐娜

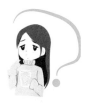

12. 做手术时我知道吗？疼不疼？

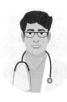

答： 做手术时患者是不知道的。肺手术是在全身麻碎下进行的，全身麻醉后中枢神经系统受到抑制，致使意识消失而周身无疼痛的感觉，所以术中是不会感到疼痛的。■编写：宋雪

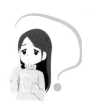

13. 手术中我安全吗？

答： 手术中有麻醉师持续监测生命体征，外科医生全程在场，且有最好的抢救设备，故很安全。

在 19 世纪，外科的三大技术（麻醉、无菌术、输血）就已经开始形成。现代麻醉和外科技术手段，包括静脉全身麻醉、体外循环技术、持续术中监测和微创技术等，在近 100 年来也不断成熟。目前的手术基本上都是全身麻醉，患者术中不会有任何感觉，睡一觉手术就结束了。同时手术中会有现代化的仪器、麻醉医生和手术医护人员进行全程的保驾护航，所以手术很安全。我国规定三甲医院麻醉死亡率应小于 1/5 000，目前在大型医院的麻醉死亡率甚至小于 1/20 万。■编写：戴维

93

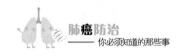
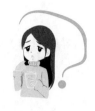

14. 为什么有些患者手术后还要气管插管?

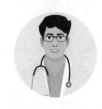

答:有些患者在全麻手术后还需要继续保留气管导管,是因为各种原因导致了他们不能马上清醒,需要继续利用气管导管进行机械辅助通气,直到完全清醒并恢复有效的自主呼吸后才能拔管。这类人包括:苏醒延迟,难以维持呼吸及呼吸道不畅的患者;手术时间过长及手术创伤严重的患者;年龄大于 60 岁、体型肥胖、吸烟时间长吸烟量大、术前有明显呼吸功能障碍或手术麻醉对呼吸功能有明显影响的患者。■编写:秦芹

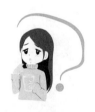

15. 手术中能知道肺部肿瘤的良恶性吗?

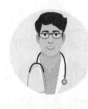

答:目前临床上大部分肺癌都表现为肺结节病变,手术前大多没有确诊,故手术中会常规送冰冻病理检查,以明确肿瘤的良恶性并决定手术的方式。

术中冰冻病理能够诊断肺肿瘤为良性肿瘤,如错构瘤、炎性假瘤、硬化性血管瘤等;也能诊断肺肿瘤微癌前病变,如非典型性增生、原位腺癌或极早期癌,如微浸润腺癌;更能诊断肺肿瘤为肺癌,

如腺癌、鳞癌、小细胞癌等，但由于冰冻病理的技术限制，或肿瘤不典型，也有不能诊断和误诊的情况。■编写：戴维

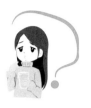

16. 手术中医生知道了肿瘤的性质，会怎么办？

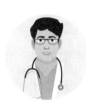

答： 医生会根据手术中病理检查的结果，根据肿瘤的性质，决定手术切除方式和范围。

目前很多肺癌患者在手术前都没有确诊，只是高度怀疑而已。由于胸腔镜微创技术的开展，目前指南也推荐手术前高度怀疑肺癌的直接进行手术，术中先进行病变切除，然后根据冰冻病理结果，判断肿瘤的性质（良性或恶性），然后决定手术切除方式和范围，即我们常说的"诊治一体化"。如果是良性的，手术就到此为止，不需要扩大范围；如果是恶性的，可能需要进一步扩大切除范围和清扫淋巴结。■编写：戴维

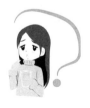

17. 肺手术切除的范围有多大，有什么根据吗？

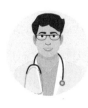

答： 手术中肺的切除范围主要根据病灶的大小、位置、性质、患者的肺功能及全身情况等因素综合考虑。常见的包括肺楔形切除、肺段切除、肺

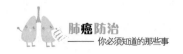

叶切除、支气管袖式肺叶切除以及全肺切除等。

对于良性肿瘤，如果位于肺的边缘，往往采用楔形切除、肺段切除；如果位于肺中央，行肺叶切除。对于原位癌，微浸润癌，可采用楔形切除、肺段切除，如位于中央，行肺叶切除。对于非小细胞肺癌，如鳞癌、腺癌，目前仍然推荐肺叶切除和淋巴结清扫，但近年来的研究也发现，对于小于 2 cm，无胸膜受侵，无淋巴结转移的肺癌，肺段切除和肺叶切除的效果相似，肺段切除相比肺叶切除能保留更多的肺组织，患者术后恢复更快。对于肺癌病变侵犯支气管和大血管的情况，要根据肿瘤的性质和患者的全身情况综合决定手术方式，可采用支气管、血管袖式肺叶切除以及全肺切除。■编写：赖麒

18. 肺手术中为什么要安放胸腔引流管?

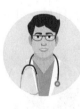

答：无论是开胸或者腔镜手术，胸腔生理负压都会消失，需要安放胸引管使肺扩张。另外，安置胸腔闭式引流既能观察胸腔有无出血、漏气，又可引流积血、积气，促进余肺扩张，消灭残腔。

胸膜腔是存在于肺表面的脏层胸膜和衬于胸廓内壁的壁层胸膜之间的密闭的、潜在的、无气体和仅有少量浆液的腔隙。由于肺的弹性回缩力，胸膜腔的压力低于大气压。正常人的平静吸气末胸内压为 $-8 \sim -4 \, \text{cmH}_2\text{O}^*$，呼气末为 $-4 \sim -2 \, \text{cmH}_2\text{O}$。胸膜腔负压是呼吸运动产生的基础，一旦密闭的胸膜腔与大气相通，空气便进入胸膜腔而形成

---

* 1 cmH$_2$O=0.098 kPa。

气胸。肺手术中胸膜腔处于开放状态，肺萎陷，手术结束前我们会膨肺关胸，但仍有可能残留少许气体。留置胸引管不仅能引流胸腔残留的气体和液体，恢复胸腔负压，促进余肺扩张，消灭残腔，更能让医生了解胸腔有无出血、肺创面愈合以及肺复张等情况，是至关重要的治疗措施。■编写：赖麒

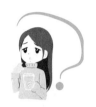

19. 肺手术中为什么要安放尿管？

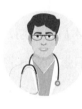

答：全身麻醉术后患者对膀胱膨胀的感受能力降低，留置导尿管能有效预防尿潴留的发生。对于手术时间长于 2 小时的手术，持续产生的尿液如果无法排出，膀胱过度充盈会损伤膀胱。某些手术中还需要监测尿量，为病情变化提供依据。■编写：秦芹

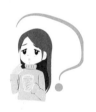

20. 有些患者手术后回 ICU，有些患者回病房。为什么？

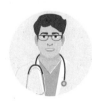

答：患者术后是回病房还是 ICU，是根据患者手术方式、手术范围、术中具体情况、麻醉清醒状态以及患者有无其他严重合并症的情况而定。患者手术时间长、手术范围大、术中出血多、麻醉清醒时间较长、患者有合并疾病等，这些患者术后都需要回 ICU 严密观察

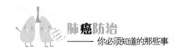
病情变化，等病情稳定后转回病房，保障患者安全度过一个风险期。

■编写：刘晓琴

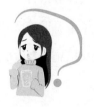

21. 手术成功了，是不是就基本无事了？

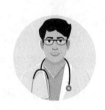

答：手术成功了，只能说患者经过了第一个高风险时间，不是基本无事了，其实手术期间发生并发症的概率很低，而更多出现在术后康复期，如术后出血、肺部感染、气胸、肺不张、支气管胸膜瘘、伤口感染等，这些并发症是延迟康复的主要原因，而术后并发症的影响因素是多方面的。即便在出院后，患者在术后 1 个月、3 个月、半年均存在不同程度的风险。■编写：刘晓琴

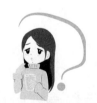

22. 肺手术后为什么要主动咳嗽？

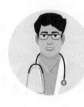

答：肺手术后咳嗽的有效性是术后顺利康复的重点之一，主动和有效的咳嗽可以咳出痰液，保持呼吸道通畅，快速排除胸腔内积气、积液，预防肺部感染、肺不张等术后并发症。因此，肺手术的患者在术后，虽然有很多不适，也必须在医务人员、护工和家属的协

助下，克服困难，进行主动而有效的咳嗽。现有的研究也证实，术后咳嗽并不会导致出血或伤口裂开。■编写：宋雪

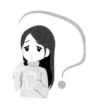

23. 肺手术后痰中有血严重吗？

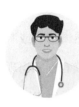

答：肺手术后出现痰中带血的情况较为常见，如果痰中血量少，并且一天比一天少，往往不需要处理，如果短时间内突然增加或一天比一天多，应立刻查明原因并及时处理。■编写：宋雪

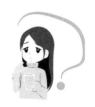

24. 带着胸腔引流瓶能活动吗？

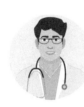

答：能。胸腔引流管连接胸腔引流瓶形成一个密闭的水封装置，目前的胸腔引流管材质很少导致患者剧烈疼痛。术后早期活动不仅可以预防术后并发症，有利机体康复，而且有利于引流，早期拔管，减轻痛苦。但在活动时，应注意对胸腔引流管的保护，避免外力导致胸腔引流管脱落、胸腔引流瓶破裂，或胸腔引流瓶倒下不能密封，如果发生以上情况，应立即告知医务人员。■编写：毛国琴

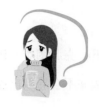

25. 胸腔引流液什么情况是正常的，什么情况是不正常的？

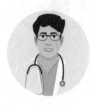

答： 手术后正常情况下，应该有胸腔引流液流出，其颜色是淡红色的，会一天比一天淡，每天的引流量小于 500 mL，量也一天比一天少。如果胸腔引流液为鲜红色，短时间内突然增加；或胸腔引流液每天大于 500 mL，持续增加；或胸腔引流液持续有气泡出现，并且没有一天比一天少，都应及时告知医务人员，警惕术后出血、胸腔感染、气胸等并发症的发生。■编写：毛国琴

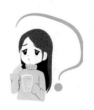

26. 对于胸腔引流管和胸腔引流瓶，患者和家属应注意什么？

答： 患者和家属应注意胸腔闭式引流管引流装置的密闭性，引流是否通畅，注意观察引流液的量、颜色、性状、水柱波动是否正常。

保持引流装置密闭。患者下床活动时，引流瓶的位置应低于膝盖并保持平稳，在床上活动时注意勿牵拉，以免脱落。若引流管意外从胸壁脱出，立即用手捏紧引流口周围皮肤，若引流瓶破裂或者引流管连接处脱落，立即夹闭或反折近胸端引流管，并立即通知医护人员做后续处理。进行胸腔引流时，患者体位取

半卧位，抬高床头利用重力引流。练习深呼吸和有效咳嗽动作，以便使胸腔内积气、积液排出，促进肺的复张。若引流液的颜色、性质和量出现变化，如术后连续 4 小时引流量 > 100 mL 或 24 小时 > 1 000 mL，引流液呈鲜红色，且伴有呼吸困难、脉搏快等，提示有活动性出血。观察水柱波动情况，正常水柱上下波动 4~6 cm。没有波动或者波动过大、过小时，应及时通知医护人员。■编写：毛国琴

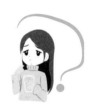

27. 肺手术后什么时候拔尿管？

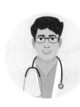

答： 根据患者的手术大小和术后恢复情况而定，在没有并发症的前提下，主张术后 24 小时内拔除尿管，以减少泌尿系统感染的风险。■编写：赖麒

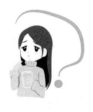

28. 肺手术后什么时候拔除胸腔引流管？

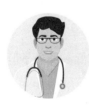

答： 根据患者手术方式和恢复情况而定，一般肺手术后，如果没有并发症出现，术后 3 天内拔除胸腔引流管，拔除胸腔引流管需要满足以下条件：

（1）X 线片提示肺复张满意，无积液和积气。

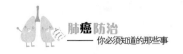
（2）无出血、漏气、脓胸等并发症。■编写：赖麒

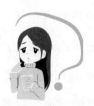

29. 肺手术后一般要用哪些药？

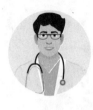

答：术后用药的目的是预防并发症，促进恢复，用药的方法有口服、静脉、肌内注射、皮下洲射。主要包括补液、预防感染、镇痛、化痰以及预防血栓的药物，具体时间用法因人和病情而异。

由于术前禁食以及术中失血，胸科患者术后需要常规补液，其目的主要是恢复水、电解质平衡，维持人体基本需要。

胸部手术术后疼痛一般都较严重，特别是开胸手术。疼痛不仅影响休息，还抑制呼吸运动，导致患者不敢或者不愿意咳嗽、咳痰和深呼吸。满意的止痛不仅是人道主义要求，也有助于减少各种尤其是肺部并发症。根据患者情况，术后早期可使用口服或注射止痛药，肺切除术属Ⅱ类手术切口，可预防性使用抗生素，使用时长不超过术后24小时。对合并有肺部感染者，可延长使用时间并升级抗生素。

痰液黏稠，不易咳出是胸科手术术后常见问题，化痰剂能稀释痰液，让患者能更容易的咳嗽排痰，是我们术后关键的处理措施。

肺栓塞是肺手术术后严重的并发症，抢救成功率低。低分子肝素能有效预防致死性肺栓塞的发生，若同时鼓励患者及早下地活动，双管齐下，将大大降低肺栓塞的发生率。■编写：赖麒

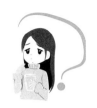

30. 肺手术后雾化是什么，一般要做几天?

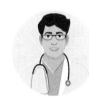

答： 术后雾化是把一种药品或几种药品通过雾化装置变成雾的形式，通过呼吸输送到我们的鼻、咽、喉、支气管和肺脏里的过程，常用的雾化装置有氧气雾化、超声雾化。

雾化吸入在临床上是很常用的一种治疗呼吸系统疾病的方法，主要作用可以稀释痰液，湿化气道有利于痰液的咳出，还能起到减轻炎症的作用。

肺癌手术后由于呼吸功能暂时低下以及手术创伤与引流部位疼痛，患者不能进行有效的深呼吸和咳嗽排痰，导致患者呼吸道内分泌物增多甚至潴留，而出现肺不张、肺部感染和呼吸衰竭等并发症。因此雾化吸入是肺癌手术后降低肺部感染，帮助患者快速恢复的有力保证。

手术后患者雾化治疗的时间并不是固定的，应根据患者呼吸道自身恢复情况、手术后雾化治疗疗效等来确定雾化时间，这些都是影响雾化治疗时间的重要因素。通常情况下手术后患者大多数需要雾化 3~4 天，患者在恢复期间一定要注意饮食调节，不要吃辛辣刺激、过凉或者过热的食物，饮食要清淡，并且不要剧烈运动，注意休息。■编写：章雄丽

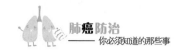
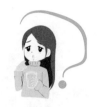

31. 肺手术后什么时候可以吃东西？

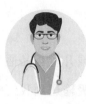

答： 肺的手术绝大部分采用全身麻醉，在手术结束、患者清醒、气管插管拔除后，还需要观察 4~6 小时，若患者吞咽反射、咳嗽反射恢复，无恶心、呕吐等麻醉不良反应，即可经口进流食，如喝水，吃鸡蛋羹、肉末粥等，术后 24 小时即可恢复正常饮食。■编写：胡小群

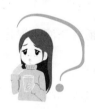

32. 肺癌手术后如何吃？

答： 肺癌术后机体处于应激高分解状态，基础代谢率增加，需平衡膳食，提供足够热量，补充优质蛋白和维生素。

肺癌术后适当补充营养既可改善患者的身体状况，使患者的免疫能力、抗肿瘤能力增强，提高生活质量，又能提高患者对手术治疗的耐受性，减少或避免手术后的感染，使术后伤口能够如期愈合。因此，为促进患者恢复消化及免疫功能，术后患者麻醉清醒后应尽早经口进食。

术后主食的品种应丰富，以提供足够的能量，最好食用完整的谷类（如小米、燕麦、玉米、黑米等），避免进食过度加工的食物。粗粮所含碳水化合物在体内释放缓慢，有利于平衡体内激素水平，尤其是胰岛素的稳定，同时粗加工的谷类含有很多有利于人体恢复的维生素。日常生活中合理配餐，如食用掺有豆类的米饭，可在提供天然碳水化合物的同时提供优质蛋白。

蛋白质的选择要保质保量，肉、蛋、奶、豆是优质蛋白质来源，应该优先选择。总体上说，动物蛋白优于植物蛋白，每天1~2个鸡蛋或每周吃2~3次鱼。补充足够的优质蛋白，能提升机体免疫力，促进伤口愈合。

增加水果蔬菜摄入量，蔬菜每日500克左右，水果200~400克，并且每天最好能吃到3种以上的蔬菜、2种以上的水果。蔬菜水果含有大量维生素C、维生素E等，同时含有类胡萝卜素、花青素等，能稳定机体的激素水平，水果、蔬菜还含大量膳食纤维，在预防和治疗便秘方面的作用会比较明显。

改变不良生活习惯如戒烟，限制饮酒，避免过多食用较咸食物及盐加工食物，如腊肉、腌制蔬菜等。■编写：蒋燕

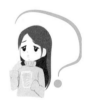

33. 清淡食物是不是没有任何味道的食物？

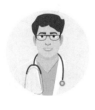

答：不是，清淡食物是指少油、少糖、少盐、不辛辣的新鲜饮食，也就是口味比较清淡，其对胃肠道的刺激小。因此，不用在烹制患者餐的时候，什么调味品都不放，这样反而会让患者不喜欢而吃得少。■编写：蒋燕

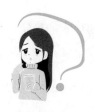

34. 肺手术后什么时候可以下床活动?

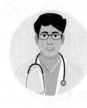

答: 活动越早越好,有利于肺复张,排出残留的积液积气,预防肺炎、肺不张及血栓形成。麻醉清醒后患者应有目的地主动活动,并逐渐增加活动量。

手术当天以床上活动为主,可进行床上翻身和上下肢运动,双手可进行握拳松拳运动,每次做 10 个,1~2 小时一次。下肢可进行踝泵运动,如躺着,大腿放松,勾起脚尖,尽量让脚尖朝向自己至最大限度保持 10 秒左右,然后脚尖下压至最大限度保持 10 秒,然后放松,这样为一组。术后第 1 日,首先在床上半坐位,端坐位行拍背咳嗽咳痰,刷牙、洗脸等。根据情况可下床行床旁活动,进行床边行走,携带氧气,或间断脱氧,在无不适的情况下,活动 30 分钟左右。术后第 2 日后可以根据患者的病情逐渐增加运动量。■编写:蒋燕

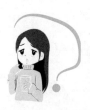

35. 术后活动和血栓、肺栓塞有什么关系?

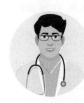

答: 术后早活动不仅能促进康复,还能预防下肢深静脉血栓和肺栓塞等并发症发生,而肺栓塞是肺癌术后最致命的并发症,也是胸外科术后猝死的

第一原因。

　　发生深静脉血栓与癌症、肥胖、高龄、长期卧床等因素有关，肺癌患者很多都是发生深静脉血栓的高危人群，如果手术后不尽快活动下肢或下床活动，都可能导致下肢深静脉血流阻滞，并使静脉壁受损、产生炎症，或造成血液过度凝结状态。简单地说，深静脉血栓就像一个水管中长了水垢，而这个水管一直延伸下去就是肺动脉，如果水垢脱落，就会顺着水管堵塞肺动脉，导致肺动脉栓塞。而术后早期活动可以加快双下肢的血流速度，降低深静脉血栓和肺栓塞的发生率。■编写：苏茜

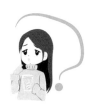

36. 术后活动会不会影响伤口愈合?

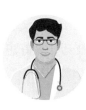

　　答：不会。术后活动有成熟的方案，不会让伤口愈合受到影响，相反，不活动反而影响伤口的愈合。对于带着胸腔引流管和尿管的患者，活动可能会引起疼痛，在疼痛能有效控制及耐受的情况下，仍然要根据医生和护士的指导循序渐进地加强活动，这样有利于早日拔管，减轻疼痛。■编写：蒋燕

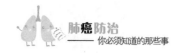
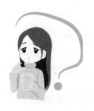

37. 术后下床活动采用什么样的方式？

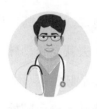

答： 术后活动与锻炼身体不可等同，以自己不累为原则，循序渐进。活动方式首选步行，要有人陪伴，可少量多次，逐渐增加步行距离、运动时间、运动次数和运动量。■编写：蒋燕

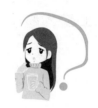

38. 肺手术后家属要做哪些事？

答： （1）协助和督促患者咳嗽、排痰。

（2）帮助患者床上锻炼，鼓励患者尽早下床活动。

（3）掌握和患者有效的沟通技巧，做好患者的精神支柱。

（4）准备营养均衡的膳食。

（5）和医护人员相互沟通，共同努力，让患者尽早康复出院。

术后的主动咳嗽排痰对患者很重要，但咳嗽时因胸腔扩张可能导致伤口疼痛加重，所以不少患者不愿或不敢咳嗽。这时，家属应该督促、协助患者尽早从床上坐起来（术后麻醉完全清醒后即可以开始），积极拍背，帮助患者完成咳嗽（一般情况下，希望患者能够在

白天的非休息时间，每小时坐起咳嗽半分钟左右，无论是否感觉气道里有痰）。

协助患者床上锻炼，术后第一天患者即可下床做适当活动，遵循"循序渐进"的原则，可以先在床边坐一会儿，然后下床站一站，感觉没问题再慢慢走一走，自行如厕或到病房外活动。越早下床，患者恢复越快，同时发生血栓栓塞、便秘的风险也越小。家属可在旁搀扶或引导，言语上的鼓励也必不可少。

手术后的前几天，对患者来说是比较难熬的几天。疼痛、发热、恶心、头痛等各种不适会让他们备受"折磨"。在这期间，患者的情绪和精神状态异于平常是完全可以理解的。焦虑、烦躁、情绪低落，高龄的老年患者还可能出现胡言乱语、谵妄状态。他们就像在风浪里起伏颠簸的小船，精神上非常需要一个"锚点"和支撑。作为家属要理解他们这些表现，不要责怪，不要不耐烦，更不能不理患者或指责患者，尤其是当发生一些"非常"事件，如患者病情加重、情绪紧张时，作为家属保持镇静，切忌火上浇油，和医务工作者一起缓解患者的紧张和焦虑，减轻、避免精神因素带来的不良后果。

住院期间家属需要配合供应营养均衡、易消化吸收、富含膳食纤维的饮食，做好后勤保障。另外，还需正确认识自己的权利和义务，签署各类知情同意书及告知书等医疗文书。■编写：张丽平

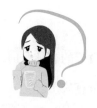

39. 我想多个家属来陪伴我好吗？

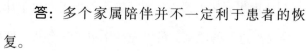

答：多个家属陪伴并不一定利于患者的恢复。

家里有人住院是个大事，每个家庭成员都想来陪伴，但这可能好心办坏事。首先，目前肺手术的患者住院周期大大缩短，正常恢复的患者往往在手术后一周左右出院，而胸外科患者的护理又是极具专业性的，多个家属在照看患者的时候往往会意见不统一，造成患者的焦虑。其次，多个家属来来去去，会使病房环境拥挤，不利于医务人员的治疗，也增加患者感染的风险等。加之，我国现在处于疫情常态化的阶段，多个家属陪伴是不允许的。

那么，如果不在病房的家属想关心患者怎么办？除了和在病房的家属沟通外，还可以通过语音、视频通信等方式，鼓励患者克服手术后的不适，尽早康复。■编写：李文瀚

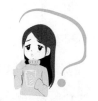

40. 术后需不需要请陪护人员？

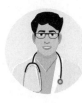

答：需要。但要请专业的陪护护理人员，并且需要按照相应的途径，找合格的陪护工作人员，签正规合同后来协助护理。

胸外科手术患者围手术期的陪护是较为专业

的，而且术后的照护工作较为繁重，而我们的家属往往因为缺乏专业的陪护知识，即便在护士和家属的共同努力下，也不能为我们的术后患者提供全天不断的专业陪护。

很多医院都有陪护人员，他们经过了专业的护理培训并有丰富的陪护经验，能够协助患者、家属做好患者手术后的康复工作。因此，在条件允许下的情况下，可以考虑请专业的陪护人员在术后第1~3天患者病情不太稳定时照顾患者。■编写：李文瀚

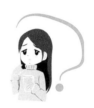

41. 肺手术后疼痛厉害吗？

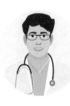

答： 75%~85%的患者会经历不同程度的术后疼痛，疼痛会出现在住院期间、出院后的一段时间，术后疼痛与手术方式、胸腔引流管的留置、患者恢复情况和患者自身的心理等有关。近年来，随着胸腔镜手术的普及，手术创伤减少，术后胸腔引流管拔除时间提前，肺手术后的疼痛比传统开胸手术大大减轻，但疼痛仍然是术后最常见的情况。对于出院的患者，也会在一定时间内出现疼痛、术侧胸腔皮肤感觉麻木、压迫等感觉，在排除并发症的情况下，出现这些情况是正常的，因此患者应该有乐观的心理和战胜疾病的信心，不用疑神疑鬼。■编写：李文瀚

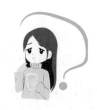

42. 肺手术后疼痛怎么办？

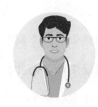

答：对于不影响患者生活的疼痛不需要过于积极的处理，对影响了患者的生活的疼痛需要处理。在快速康复理念深入外科手术治疗过程的今天，肺手术后我们可以选择多种镇痛方式，如口服非甾体类抗炎药物，使用镇痛泵、肋间神经阻滞等。但对于患者来讲，也需要有乐观的心态和战胜疾病的毅力，术后胸腔引流管引发的疼痛是最为普遍的。患者应该积极配合咳嗽、活动，认真进行肺康复锻炼，争取早日拔除胸腔引流管。这也是应对术后疼痛的一种有效方式。■编写：李文瀚

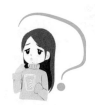

43. 肺手术后几天能出院？

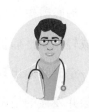

答：出院时间主要取决于患者恢复情况、患者的自身情况、手术大小、术后是否有并发症等，一般正常恢复的肺手术患者在术后 7 天左右可以出院。

患者的出院时间首先和自身有关，如果患者年龄大，术前合并有高血压、糖尿病等情况，术后出院的时间可能推迟；如果患者术后治疗配合度不好，不愿有效咳嗽和活动，出院时间也会推迟。

如果患者术后出现了肺部感染、肺不张、肺漏气等并发症，需要

治愈后才能出院。

肺手术后的住院时间也和手术方式和切除范围有关，相对来讲，胸腔镜手术比传统开胸手术住院时间要短，肺的切除范围越小，住院时间也越短，例如肺段切除和肺楔形切除患者的住院时间比肺叶切除、全肺切除患者的住院时间短。■编写：赖麒

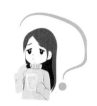

44. 肺手术后什么情况下能出院？

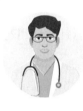

答： 出院是指患者的病情稳定，排除了严重的并发症，现有不适不需要进行住院治疗，可以回家或到康复中心进一步康复，而不是说患者可以完全恢复正常生活，刚出院的患者还需要"养"一段时间。患者出院标准：

（1）医生判断其没有严重的并发症，恢复状态符合出院条件。

（2）各种检查提示患者病情稳定。

（3）患者自我感觉较好，具备相应的活动能力、一定的生活自理能力。

肺手术患者出院的条件：患者体温正常；能够进行有效咳嗽；胸引管已经拔除；检查 X 线片或胸部 CT、血液检查没有明显的肺部感染、气胸、中量以上胸腔积液等并发症；患者可以在不吸氧的情况下进行一定距离的步行活动；能够自己吃饭、洗漱等。

出院不是疾病彻底好了，只是肺手术后康复的一个重要节点，回

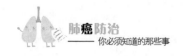
家后仍然要重视观察病情变化和术后康复，如果患者出现明显不适，不要因为出院了便不当一回事，延误就诊。■编写：赖麒

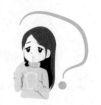

45. 我和那个患者同样的病，同样的手术，为什么别人恢复得快？是用药不一样吗？

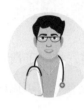

答：无论是对于患者还是医生，每个患者的情况和治疗都具有共性和个性，治疗和恢复存在个体差异。医生会根据患者具体情况进行针对性用药，存在差异。

患者术后恢复和患者的术前情况有关：年龄越大，恢复越慢；体重越重，恢复越慢；高血压、糖尿病、冠心病等基础疾病越多、越严重，恢复越慢。

患者术后恢复也和术后的情况有关：术后配合好的人，相对恢复得快；下床活动越早的，恢复越快；没有并发症的，恢复得快。

对医生来讲，肺肿瘤是相同的，但每一个患者的情况不一样。无论是术前准备、手术操作还是术后用药，都存在着个体化差异。■编写：赖麒

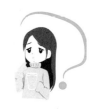

46. 肺手术后出院需要办理什么手续？

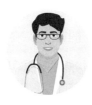

答：所需材料——出院证明书，患者身份证、医保卡，代办人的身份证，住院缴费凭证；办理前提——需要医保联网报销的要确保医保已联网；办理流程——医生一般会在出院当日开具出院医嘱，将书写好的出院证明书交给护士，护士处理好相关手续后会通知家属，并将出院证明书交给家属，解读出院证明书上的内容。家属带上所需材料到医院出院结算处即可办理出院手续。出院手续办理完后记得留存好出院证明书，便于患者和家属出院后随时查看出院医嘱及注意事项，也便于复查时医生了解病情（复查时记得一定带上出院证明书）。■编写：张丽平

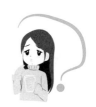

47. 省内医保或省外医保的患者，能立即在医院进行联网报销吗？

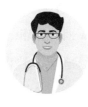

答：这要根据所在医院的具体情况和各地的社保政策。目前有很多参保医院都能实现省内或省外医保的患者异地联网结算的功能，入院时用个人社保卡联网后，在出院时就能进行异地结算。但仍有部分地区社保工作还未完善，所以在入院前最好先咨询好当地医保局的相关政策要求再办理入院。■编写：曾英

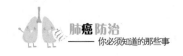
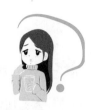

48. 我能复印病历吗？

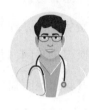

答：能，但要根据所在医院的规定，在出院的一段时间后，病理归档完成才能完整复印病历。对患者而言，无论是治疗、报销和复查，复印病历都是很重要的。

目前很多医院的病历复印一般需要在出院后15个工作日才能办理；一些医院为减少异地患者来回奔波复印病历，也提供邮寄等便捷服务，但需要在出院当日到指定窗口预约办理病历复印邮寄手续。■编写：曾英

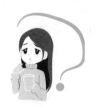

49. 肺癌手术后什么情况下需要做基因检测？

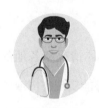

答：肺癌手术后并非所有患者都需要对切下来的手术标本做基因检测。对于术后病理为原位腺癌、微浸润腺癌和极早期（ⅠA期）肺癌，由于治愈的可能性很大，不需要后续治疗，往往不需要做基因检测，但对于部分ⅠB期和Ⅱ期以上，需要后续治疗的非小细胞肺癌患者，尤其是腺癌的患者，建议行基因检测，对于小细胞肺癌，除特殊情况，一般不用做基因检测。基因检测能为手术后的非

小细胞肺癌，尤其是腺癌的后续治疗方案的制定提供强有力的证据支持，并能评估预后和判断化疗药物敏感性。

关于基因检测项目的选择，患者及家属应该根据医生建议、自己的病情、自己的经济能力等来做出选择，并非越贵越好。越贵的虽然检测的基因数越多，但对于术后患者，尤其是术前没有做过放化疗等治疗的患者，基础的检测项目涵盖了现有临床治疗的靶点，已经能满足绝大部分临床需要了。■编写：徐锴

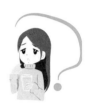

50. 肺癌手术后如何读懂病理报告？

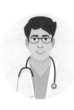

答：我们需要从病理报告中知道什么呢？第一，我得的是什么病，是癌还是良性肿瘤，如果是癌，是腺癌、鳞癌，还是小细胞肺癌；第二，如果是癌，是什么分期，需不需要进行后续治疗。

首先，我们需要知道病理报告分术中冰冻病理报告和术后病理报告。我们常说的病理报告是指术后病理报告，最准确的也是术后病理报告。其次，我们需要知道病理报告内容由哪几部分组成。一般术后病理报告由3部分组成。第1部分一般称之为"肉眼所见"，其实这部分就是描述切下的是什么、大小、形状的肿瘤，肿瘤离某些特定位置的距离等；这部分通常不那么重要。第2部分一般称为"镜下所见"，一般是几张显微镜镜下肿瘤细胞的照片（患者也不需要看懂它）。第3部分一般称之为"病理诊断"，这部分

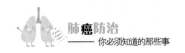

一般包括：

（1）肿瘤所在部位、大小、类型（什么类型的癌）、分化程度。

（2）切缘情况：支气管切缘、血管切缘，这部分可以理解成切干净没有，阴性表示没有肿瘤残留。

（3）高危因素：脏层胸膜、脉管内癌栓、气道播散（这部分一般用"＋"表示有，"－"表示无）。

（4）邻近器官：这部分一般用"＋"表示有，"－"表示无（就是说周围一同切下来的组织有无肿瘤侵犯）。

（5）淋巴结：组数、个数，有无淋巴结转移（通常以"x/y"这种形式表示，例如"1/2"中数字2表示这组淋巴结一共切了2个，数字1表示这组切除的淋巴结中有1个是转移的，如果x为0就表示，这组淋巴结没有发现转移）。

（6）TNM分期：这个是一个非常专业的分期系统，并不能简单等同于我们平时所称呼的早、中、晚期，医生通过分期来判断患者是否需要后继治疗。

病理报告的解读是一个很专业的事，我们拿到病理报告后，可以先大致判读一下，但最重要的还是需要拿着病理报告、手术前后的检查资料（例如：CT、MRI、全身骨显像、PET-CT、纤支镜等）及手术记录等去咨询我们的手术医生，请他们为我们解读，并制订术后进一步的诊疗计划。■编写：徐锴

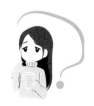

51. 肺癌术后要复查吗？

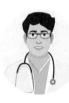

答：需要。一般术后 1 个月需要复查。之后的复查要根据疾病诊断情况来确定是否需要后续治疗，具体要咨询你的治疗医师。■编写：徐锴

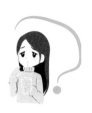

52. 肺癌术后需要进一步治疗吗？该什么时候开始？

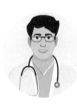

答：术后部分患者需要予以进一步的治疗，常规来说，是术后一个月返院复查后或在患者手术基本康复后进行。

哪部分患者需要术后进一步治疗呢？

（1）所有的小细胞癌患者：因为小细胞肺癌对放、化疗敏感，恶性度高，所以所有身体可耐受术后治疗的患者，均需要行术后治疗。

（2）非小细胞肺癌患者：根据 TNM 分期，原位癌、微浸润腺癌、ⅠA 期的患者不需要行术后进一步治疗；ⅠB 期的患者一般不推荐术后化疗，但部分具有高危因素的患者是需要治疗的，这需要咨询你的主管医生。ⅡA 期及以后的分期推荐行术后进一步治疗。

通常来说，术后进一步治疗除了考虑病情需要还要考虑患者身体状况等因素，是一个比较复杂的评估过程，而且一些有特殊情况

119

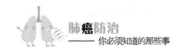
的患者需要特殊考虑，所以我们建议患者术后 1 个月复查时咨询医生。■编写：徐锴

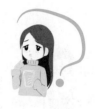

53. 肺癌手术患者出院回家后要注意什么？

答： 患者回家后需要注意伤口恢复情况、按时复查，合理饮食、休息与运动，做好症状管理，这样才有助于完全康复。

伴随着外科手术技术的发展，肺部手术后住院时间越来越短，肺部手术患者出院时，伤口并未完全愈合，回家后要注意保持伤口的干燥，预防伤口感染、愈合延迟等情况的发生，通常来说，拆线时间为 7~21 天，回家后要按时到正规医疗机构，由专业人员评估伤口愈合情况，再决定是否拆线。

手术后 1 个月复查，一方面可以评估手术恢复情况，另一方面，需要根据病理结果判断是否需要后续治疗。规范化治疗是保证患者延长生存时间、提高生活质量的重要措施，要积极配合医生的治疗，不要盲目地认为手术成功了治疗就结束了。

在饮食方面，肺部手术后通常是不需要忌口的，需要坚持多样、均衡、低脂的饮食原则。患者应摄入多品种的食物，并避免辛辣刺激性食物；术后患者免疫力较低，可增加蛋白质（动物蛋白和植物蛋白）和热量的摄入，需要适当限制高脂肪食物的摄入，减少使用煎、油炸等烹饪方式。

在手术后进行运动训练，有助于改善运动耐力和生活质量，并减轻患者肺手术相关的症状。通常，肺手术出院回家的患者生活是可以自理的，建议患者可以主动做一些家务。此外步行、深呼吸训练、爬楼梯等都是康复训练的方法，注意循序渐进，量力而行，老年人适当减轻运动强度、增加休息时间。

在外科手术和基础疾病的双重影响下，肺手术患者出院回家后多会伴随着不适症状，如疼痛、咳嗽、睡眠不安、疲劳等。这些不适会对患者的生活、心理造成不良影响。第一步要树立正确的观点，明白症状的出现是正常的，只要积极康复锻炼，一段时间后就能慢慢恢复。如果明显影响日常生活，第一步就需要及时到正规医疗场所治疗；第二步要主动向手术医生反馈不适症状。目前，关注肺手术患者症状的研究日益增多，我们鼓励肺手术患者主动向医务人员汇报您的不适症状，这样有助于医生选择更优的治疗方案。■编写：王雅琴

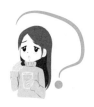

54. 出院后还是疼和咳嗽该怎么办？

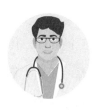

答： 术后疼痛和咳嗽是肺部手术后常见的症状，出院后可坚持服用医生开具的药物进行控制和治疗，并保持良好的生活作息、配合适当的深呼吸锻炼和运动来缓解。如果症状有持续加剧需到医院进行检查。■编写：王美力

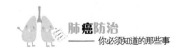

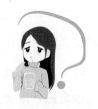

55. 肺手术出院后能过性生活吗?

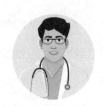

答: 性生活和肺手术无关,而是和康复情况有关,对于恢复好的肺手术患者,适度的性生活并不会加重病情。

适度性生活可以有助于患者调节心情,帮助身心恢复,但需注意加强营养,增强抵抗力。因个体差异,病情的恢复时间也有所不同,所以要根据自己的实际情况而决定。值得注意的是,性生活时一定要用力适当,动作轻微,切不可太过用力。性生活不要过于频繁,否则也会给身体带来不利影响。性生活过程中如出现心慌气短等不适,应立即中止,观察休息,如症状不缓解,应立即就医。■编写:范琳琳

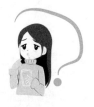

56. 肺癌患者手术回家后会传染给家人吗?

答: 不会,肺癌根本不是传染病。

传染性疾病一般需要具备三个条件,传染源、传播途径、易感人群,这三者缺一不可,而癌细胞无法与细菌或者病毒一样,通过某种介质进行传染,患者的癌细胞对于其他人而言属于异物,人体排异功能对于非

自身细胞有明显的排斥作用，所以肺癌患者的癌细胞在正常人的体内是无法存活的。肺癌也和其他常见癌症一样不会传染，无论肺癌处于什么临床期都没有传染性。■编写：唐光秀

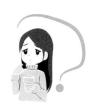

57. 出院后多久伤口可以拆线？伤口怎样才算正常，怎样算不正常？

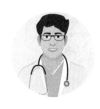

答：肺术后患者胸部手术切口拆线时间一般为术后 7~21 天，青少年可适当缩短，年老、营养不良、糖尿病患者则可适当延迟（有部分患者使用的是可吸收线，不需要拆线，出院前可以问问医生是否需要拆线）。

那是不是到了时间就可以拆线了呢？不一定！为什么呢？每个人伤口愈合的速度是不同的，每个人伤口愈合的情况也是不同的，所以 7~21 天只是一般愈合良好的情况下可以考虑拆线，而不是一定能拆。那我们怎么自我评估伤口的愈合情况呢？我们自己可以感受切口是否有剧烈的疼痛，可以自己摸一下切口是否很肿胀，是否有明显的触痛和按压痛，是否有明显的波动感（就是感觉隔着皮肤有明显的液体随着按压流动），让家属、朋友等看看伤口是否发红、肿胀（轻微的发红、肿胀可能也是正常的，特别是伤口处于常受压的背部时），伤口是否有脂肪液化或者脓胸分泌物溢出（伤口有少量渗液是正常的，但液体量较多时要考虑脂肪液化可能，若闻到腥臭味则很可能有

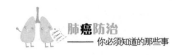

伤口感染，遇见这种情况，请及时就医），如果以上提到的情况均未出现，也没有糖尿病、营养不良等情况，我们就可以在 7~21 天时去医院询问医生是否可以拆线了。若出现上述情况，请及时就医，请医生评估是否需要处理。

最后还是简单总结一下，一般 7~21 天可拆线，伤口有问题一般为"红、肿、热、痛，伴有脓性分泌物"，年老、营养不良、糖尿病患者要适当推迟拆线时间。■编写：徐锴

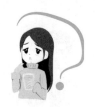

58. 肺癌患者手术后能工作吗？

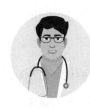

答：肺癌患者康复的终极目标是回归社会，参加力所能及的工作是回归社会的重要标志，但肺癌患者能否工作和什么时候工作，要根据患者的肺癌分期和是否需要后续治疗、患者术后的恢复情况、工作强度综合决定。

对于原位癌、微浸润腺癌、ⅠA 期肺癌、大部分ⅠB 期肺癌，手术治疗后往往不需要后续治疗，大部分可以治愈，完全可以恢复正常人的生活，其包括工作、学习、旅游、休闲等，根据恢复情况，术后 1~3 个月可以重新开始力所能及的工作。

对于Ⅱ期、Ⅲ期的患者，就是大众所说的中期和中晚期患者，通过一段时间后续治疗，病情平稳后，可以选择力所能及的工作，这对于减轻患者的心理负担，提升抗癌信心有重要的意义。■编写：唐光秀

参考文献

［1］McWilliamsA，TammemagiMC，MayoJR，et al.Probability of cancerinpulmonarynodulesdetectedonfirstscreeningCT[J].N3Engl J Med，2013，369（10）：910-919.

［2］叶 静，刘祚燕，谢国省 . 呼吸功能训练对心胸外科手术患者肺功能的影响 [J/CD]. 中华肺部疾病杂志（电子版），2020，13（4）：515-518.

［3］马爱云 . 肺癌手术前后的饮食指导及护理干预 [J]. 中国医学创新，2009，6（24）：5-6.

［4］汤丽英 . 肺癌手术前后，需做好饮食护理 [J]. 家庭医药 . 快乐养生，2019（11）：15.

［5］宋晓燕，吴晓梅，贾少宇 .1940 例冰冻切片诊断准确率评估 [J]. 内蒙古医学杂志，2000：87-88.

［6］刘进 . 华西医院麻醉死亡率小于 1/20 万的经验 . 第十四次长江流域、第八次华东地区、第十四次江苏省麻醉学术大会论文集 .2009：294-295.

［7］王庭槐 . 生理学 [M]. 北京：人民卫生出版社，2018.

［8］顾恺时 . 顾恺时胸心外科手术学 [M]. 上海：上海科学技术出版社，2003.

［9］丁岚，叶志弘 . 强化营养和运动干预对肺癌根治术后早期拔除胸腔闭式引流管患者的影响 [J]. 护理与康复，2020，19（11）：54-57.

［10］郭玉婷 . 肺癌手术后胸腔闭式引流管的临床护理与分析 [J]. 特别健康，2021，29：191.

［11］周亚香 . 肺癌患者围手术期的呼吸道管理 [J]. 中华现代中西医杂志，2005，3.

［12］梁涵岚，李海玲 . 浅析家属陪护促进患者康复的正性心理影响 [J]. 中国实用护理杂志，2000，16（6）：44-45.

［13］黄艳萍 . 湖南省二级以上医院住院患者陪护需求的调查与分析 [J]. 当代

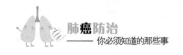
护士（学术版），2010（04）：76-79.

[14] 刘姝彬 . 胸外科住院患者陪护情况调查及分析 [J]. 中国医科大学学报 .

[15] 闫宪飞 . 胸外科围手术期镇痛效果及术后慢性疼痛相关影响因素的研究 [D]. 青岛：青岛大学，2019.

[16] 周利娟，张岚 . 运用主客观结合评估法评价胸外科术后患者活动性疼痛治疗效果研究 [J]. 中国全科医学，2019，22（8）：994-998.

[17] 刘菁菁，张洁，冯佳莉，等 . 呼吸训练对肺癌手术患者术后肺功能的影响 [J]. 癌症进展，2019，17（10）：1225-1228.

[18] Wang H，Liu X，Rice S J，et al. Pulmonary Rehabilitation in Lung Cancer[J].Pm & R the Journal of Injury Function & Rehabilitation，2016：990-996.

第三节　放　疗

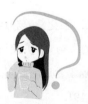

1. 什么是肺癌的放疗？

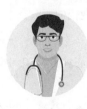

　　答：放射治疗简称放疗，是肺癌治疗中的一种局部治疗方法，它是利用放射线来杀灭肿瘤细胞。放射线分为带电粒子（α、β 粒子，质子和重离子）和不带电粒子（x、γ 射线及中子等）。射线可直接引起肿瘤细胞 DNA 的断裂、解聚、合成障碍等，此外还

引起某些酶的活性降低或丧失，从而引起细胞功能和代谢障碍，进而凋亡，达到治疗肿瘤的目的。■编写：唐丽琴

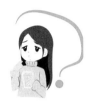

2. 肺癌放疗有哪些类型？

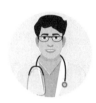

答：肺癌放疗分为根治性放疗、术前放疗、术后放疗、姑息放疗、挽救放疗、急诊放疗等。

肺癌的根治性放疗是以放疗为主要治疗手段的治疗模式，目的是根除肿瘤组织，同时尽量降低周围正常组织和器官的受照射剂量，实现癌症患者高质量的长期生存以获得疾病长期控制或治愈。放疗方式是根据肿瘤部位、病理类型、分期，选择合适的放疗技术给予适当的照射区域足够的放疗剂量（常规放疗剂量66~74 Gy）。

肺癌的术前放疗是将放疗有计划地安排在根治性手术治疗前的一种辅助治疗模式。目的是通过给予原发肿瘤及邻近区域适当的放疗剂量照射来根除局部区域内散在侵犯的肿瘤细胞和部分肿瘤组织，使得肿瘤体积缩小，有利于肿瘤完整切除，降低术后局部复发率和提高总生存率。通常放疗剂量不是很高，根据肿瘤部位的不同，推荐的放疗剂量在40~60 Gy。适合肿瘤切除有困难或术后复发风险高的患者。

肺癌的术后放疗是根治性手术后给予术后瘤床区及邻近淋巴结区域适当的放疗剂量照射。目的是消灭术后残留肿瘤组织或局域内散

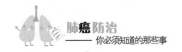
在侵犯的肿瘤细胞，以降低术后复发的风险，提高治愈率，也就是把那些残余的"散兵游勇"给消灭掉。放疗方式推荐的放疗剂量在45~60 Gy。主要适用于：

（1）手术切缘阳性、术后肿瘤残留的患者。

（2）具有术后复发高危因素的患者，高危因素根据肿瘤部位、类型不同，通常包括原发肿瘤体积大、淋巴结转移、脉管癌栓、组织病理分化差等。

肺癌的姑息放疗主要是针对无法根治的晚期肿瘤患者，在不明显增加不良反应的情况下给予原发灶或转移灶适当剂量的放疗，以缓解肿瘤所致的疼痛或其他临床症状来改善或维持患者的生活质量。主要适用于晚期肿瘤患者的止血、止痛、解除梗阻、抑制肿瘤生长等。临床常见的肺癌骨转移、脑转移以及大多数无法根治的局部晚期肿瘤都可以采取姑息放疗方式。

挽救放疗是肺癌经过首程治疗（手术或放疗）后出现复发或转移，经全面评估后得出，患者通过放疗，仍然可获得长期疾病控制的机会，采取适当的放疗技术给予复发病灶或转移灶足够根治肿瘤的放疗剂量。主要适用于：

（1）首次治疗后局部复发病灶。

（2）肿瘤负荷较小的孤立转移灶或寡转移灶等。

急诊放疗是指肺恶性肿瘤导致局部组织器官压迫、阻塞、溃疡出血等可能危及器官功能或患者生命的肿瘤急症时，其他治疗手段不能（或不容易）尽快缓解症状而放射治疗有效的情况下，以尽快缓解患者症状为目的采用的放疗方法。放疗方式是选择简单、有效的放疗技术给予分次少的大分割放疗或单次大剂量放疗。主要适用于：

（1）上腔静脉压迫综合征。

（2）肿瘤导致气管压迫。

（3）脑转移所致的颅内压增高症。

（4）肿瘤所致的出血等。■编写：唐丽琴

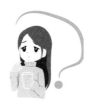

3. 哪些患者选择肺癌放疗？

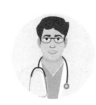

不能手术切除的局部晚期非小细胞肺癌患者的综合治疗、手术切除的Ⅲ期肺癌患者的术后放疗、晚期肺癌患者的姑息治疗（如骨转移、脑转移等）等都可选择肺癌放疗。随着放射治疗设备及放射物理的迅速进步，早期不能手术的非小细胞肺癌的立体定向放射治疗已逐渐成为首选治疗手段。

不能耐受手术的早期非小细胞肺癌也可行放射治疗，如有高龄、肺功能储备不良、严重的心血管疾病、体力状况评分差、肝肾功能差等情况的患者均可进行放射治疗。

放射治疗是肺癌治疗的重要组成部分，是一种局部治疗手段。与手术治疗相比，其适应证更为宽泛。另一方面由于各种新药及治疗技术的出现，放射治疗会造成周边正常组织的损伤，俗话说，杀敌一千自损八百，故在合适的时机以合适的技术实施肺癌的放射治疗非常重要。这需要专业的医师评估患者是否需要放疗，用哪种方法进行放疗，千万不可道听途说，或相信网上的不专业言论而贻误治疗时机。■编写：唐丽琴

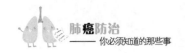
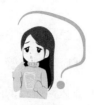

4. 肺癌的放疗流程是什么？

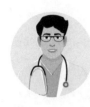

答：放疗是肺癌治疗的重要组成部分，是一个系统工程，需要做大量的准备工作。一般将放疗流程大致分为三个阶段：第一阶段是准备阶段（完善放疗前相关检查）；第二阶段是放疗计划设计及制订阶段；第三阶段是放疗具体执行阶段。

具体流程如下（不同医院放疗流程可能略有差异）：

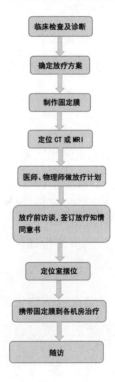

临床检查及诊断

确定放疗方案

制作固定膜

定位 CT 或 MRI

医师、物理师做放疗计划

放疗前访谈，签订放疗知情同意书

定位室摆位

携带固定膜到各机房治疗

随访

■编写：王静

130

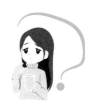

5. 肺癌放疗前有哪些注意事项?

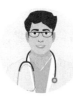

答: ①患者要戒烟、戒酒,稳定情绪、心态平和、保持镇定,树立战胜疾病的信心;②控制肺部炎症,避免加重放射性肺炎;③学会肺部功能锻炼包括缩唇呼吸、腹式呼吸等;④加强营养,饮食宜高营养、高蛋白、高维生素、低脂肪,多食新鲜瓜果蔬菜。■编写:王静

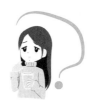

6. 肺癌放疗会不会很痛苦,是什么感觉? 需要多长时间?

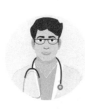

答: 肺癌放疗本质上是通过射线对于肿瘤的杀伤控制肿瘤,是一种局部无创治疗手段,一般无痛苦,尤其是在治疗的初期(前1~2周),患者大多数无特殊反应,但是随着放射剂量的累积,部分患者也可能会出现局部皮肤潮红、色素沉着、干咳、气急、胸闷、吞咽疼痛及烧灼感、进食困难等症状。

放疗期间出现的这些不适反应大多数出现在放疗开始的第2至第3周,在整个放射治疗期间都会持续出现,少部分患者症状甚至会持续到放疗结束后1~2个月才会逐步缓解。

肺癌放疗的主要部位在肺部肿块及其转移的淋巴结等区域,故其

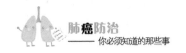

副作用主要为局部皮肤反应、毗邻的食管放射反应、放射性肺炎以及骨髓抑制等。具体来说，皮肤反应表现为颈胸部放射野皮肤潮红、水疱、色素沉着等，患者治疗期间注意保持皮肤干燥及清洁，避免摩擦及刺激性化学物品接触可明显减轻症状。放射性食管炎表现为吞咽疼痛及有烧灼感、进食困难等症状，轻者给予观察，重者给予激素、抗生素及补液等处理，必要时可给予鼻饲营养及肠外营养等处理。放射性肺炎多发生于放疗期间和放疗后 1~2 个月，可表现为咳嗽、气急，可行 X 线胸片或 CT 检查明确诊断，经激素等治疗后，一般放射性肺炎均可好转，对患者日后生活质量无明显影响。骨髓抑制是指患者在放疗期间出现的白细胞降低、血小板降低及贫血等，对于轻、中度骨髓抑制的患者来说，一般无特殊感觉，而重度骨髓抑制的患者会出现乏力、发热等不适，需要立即住院治疗。

总之，肺癌的放疗会有一定的放射毒副反应，但是总体来说不是一个很痛苦的过程，治疗期间配合医生采取合理的辅助治疗措施可以大大降低这些毒副反应发生的概率和程度。■编写：吴磊

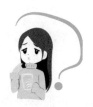

7. 常用的放疗技术有哪些？是否要选择最先进的技术？

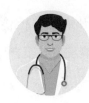

答：肺癌的放疗技术有常规放疗技术、三维适形放疗技术、调强放射治疗、图像引导放疗、立体定向放射治疗、螺旋断层调强放射治疗、近距离放射治疗、质子重离子治疗技术等，最先进的技术

是相对而言的，适合的才是最好的，故在合适的时机选择合适的技术实施肺癌的放疗才是最重要的。

根据患者肺癌肿块的大小、淋巴结情况、全身状况等选择适合于患者的放疗类型和放疗技术才是最重要的，现简单介绍几种常见的放疗技术。

常规放疗技术是一种基于二维解剖影像的放疗技术。通过模拟定位机定位，以骨性标志为基准，在二维影像上确定照射靶区，通常以治疗中心点作为参考剂量点，利用普通直线加速器或 ^{60}Co 远距离治疗机来实施放疗照射。目前主要用于姑息放疗（全脑放疗、骨转移放疗）以及表浅肿瘤的放疗。

三维适形放疗技术（3D CRT）是一种基于三维解剖影像的放疗技术。它首先利用 CT 定位技术获取患者的三维解剖影像信息。然后在治疗计划系统上制订放疗计划（包括确定照射靶区，根据靶区的位置、形状在三维空间方向上选择设计最佳的射野入射角度和射野形状，模拟计算照射剂量），使得照射剂量在三维空间分布上紧扣靶区，保证靶区获得足够剂量照射同时正常组织的受照射剂量减少。最后由直线加速器或 ^{60}Co 远距离治疗机根据输出的三维放疗计划来实施适形照射，适于全身各部位不同肿瘤的放疗，包括肺癌的放疗。

调强放射治疗（IMRT）是三维适形放疗的一种，通过调整射线强度，使得靶区（肿瘤部位）表面及内部剂量处处相等，同时周围正常组织和器官受到较小剂量照射的放疗技术。

图像引导放疗（IGRT）是一种四维的放射治疗技术，它充分考虑了解剖组织在治疗过程中的运动和分次治疗间的位移误差，如呼吸和蠕动运动、日常摆位误差、靶区收缩等引起放疗剂量分布的变化和对治疗计划的影响等方面的情况，在患者进行治疗前、治疗中利用各种先进的影像设备对肿瘤及正常器官进行实时的监控，并能根据器官

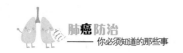

位置的变化调整治疗条件使照射野紧紧"追随"靶区，使之能做到真正意义上的精确治疗。

立体定向放疗（STR）是三维适形放疗的一种特殊技术形式，临床实践中在某些情形下称之为"伽马刀或 X 刀"。它采用精确的立体定位手段，通过计算机治疗计划系统设计非共面多路径照射方式，精准地给予肿瘤组织一次或多次大剂量致死性照射，在摧毁肿瘤组织同时又明显降低对周围正常组织的照射，像手术一样"切除"肿瘤，故称之为"放射线刀"。该技术一般限于小体积肿瘤的放疗。

螺旋断层调强放射治疗是集 IMRT（调强适形放疗）、IGRT（影像引导调强适形放疗）、DGRT（剂量引导调强适形放疗）于一体，按螺旋 CT 扫描方式 360 度旋转出束照射肿瘤，使得照射剂量分布与靶区高度适形，可以将危及器官的受照剂量显著降低，但正常组织低剂量照射区域明显增加。可用于全身各种肿瘤，特别是对治疗多发病灶和紧邻重要器官或组织的肿瘤有优势。

近距离放射治疗是将放射源置于肿瘤组织区内或附近进行放射治疗的一种方式，它的特点是放射源周围的肿瘤组织可以获得很高的照射剂量，而距离放射源较远的正常组织的受照射量很低，缺点是靶区内剂量分布差异大。

质子重离子治疗技术是利用高能的质子或重离子射线来治疗肿瘤，是国际公认的放疗尖端技术，质子或重离子射线的特点是带电荷的粒子射束进入人体后逐渐减速并与周围电子相互作用，能量缓慢释放，当达到一定深度后能量迅速大量完全释放，形成所谓的布拉格峰（Bragg），射线对肿瘤前面的正常组织伤害很小，几乎不伤害肿瘤后面的正常组织。■编写：唐丽琴

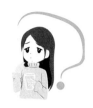

8. 放疗贵吗?

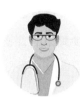

答： 大多数放疗一个疗程大约需要几万元。但是大多数的费用是可以医保报销的，余下部分商业保险也可报销。■编写：唐丽琴

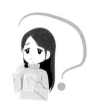

9. 肺癌患者在放疗期间可以接近孩子吗? 自己身体会不会有辐射?

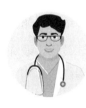

答： 接受放疗的患者射线在体内已经同肿瘤组织发生物理化学作用，不会残留辐射，也不会对周围人有辐射，因此放疗期间可以接近孩子。■编写：吴磊

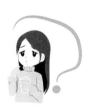

10. 肺癌患者在放疗期间应该注意什么?

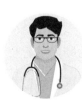

答： 肺癌患者放疗期间应注意多休息、调节饮食、增加营养、预防感冒等。

肺癌患者在放疗期间需要注意的是保证充足的休息和睡眠，充足的休息有利于体能的恢复以及

135

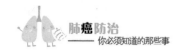
自身免疫力的提高，这对于对抗疾病以及治疗的毒副作用有非常大的好处。其次应注意调节饮食，增强营养，应进食富含营养的高蛋白、高热能、高维生素、易消化的食物，忌烟酒及辛辣刺激性食物。并根据不同的饮食习惯变换食物花样，痰多的患者可多食梨、萝卜等食物，如有放射性食管炎患者，可多进食蛋羹、豆腐等高营养少刺激的食物。肺癌放疗患者可能出现急性或慢性的放射性肺炎，需注意多休息避免剧烈运动，不去人多的地方聚集，外出建议佩戴口罩，尤其是要注意保暖，防止呼吸道感染，感染一旦发生要及时控制。在家中要穿宽松柔软的棉质衣物，保持放射野皮肤清洁干燥，忌用肥皂等碱性物质清洗皮肤，还应注意保持放射野皮肤标志清晰，避免洗澡擦洗掉。如出现标记不清，应请主管医生重描标记，切忌患者自己或家属随意涂描，以免造成放射野偏差，影响治疗。最后，更重要的是患者应保持积极乐观的心态，建立良好的人际关系，可以适当参与娱乐、锻炼等活动，比如看电影、唱歌、打太极拳、演奏乐器等，积极乐观的心态也能有效提高机体免疫力，在抗击癌症的过程中发挥着至关重要的作用。■编写：吴磊

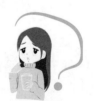

77. 肺癌放疗后影响肺功能吗？

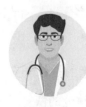

答：会有不同程度的影响，但随着放射技术的提高，影响越来越小。目前的肺癌放疗已进入影像引导的调强放疗时代，调强放射治疗在迅速降低靶区之外剂量的同时有效保护患者正常组

织。在放射治疗过程中，受照射时间、照射剂量、患者自身情况及肺肿瘤位置等影响，患者仍存在不可避免的放射性肺部损伤，从而影响肺功能。对于大多数肿瘤体积不大、位于外周肺的肺癌患者来说，精确调强放疗技术能保证治疗的精准性，从而最大限度减轻对肺功能的影响。■编写：吴磊

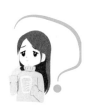

12. 什么是放射性肺炎？

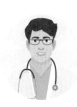

答： 肺癌放疗后出现的，与放疗相关的肺炎，我们称之为放射性肺炎。

放射性肺炎同患者的肿瘤位置、大小、照射范围及剂量、分割方式、患者本身疾病及肺功能状况等密切相关。目前并无特别有效的治疗方式逆转放射性肺炎，更关键的是应该在治疗期间预防严重放射性肺炎的发生，从而避免肺功能的严重损伤。这就要求放疗医生在勾画靶区、制定放疗方案、合并内科抗肿瘤药物等方面综合考虑，避免肺组织较大范围的照射、超剂量的照射，通过采取 4D-CBCT 技术、呼吸门控技术等，力求精准照射，尽可能保护正常肺组织。同时，患者应戒烟戒酒，在治疗期间配合护士进行肺部的综合康复训练。通过医护及患者的通力配合，减少放射性肺炎的发生率和降低其严重程度。■编写：吴磊

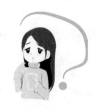

13. 什么是急性放射性肺炎?

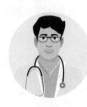

答: 放射性肺炎是肺癌患者接受放射治疗时最为常见的并发症之一,是由于正常肺组织受到照射后损伤所引起炎症反应,通常将发生于放射治疗后 3 个月内的放射性肺炎称为急性放射性肺炎。

放射性肺炎发生的原因除了与肺受照射的剂量体积因素有关外,患者的年龄、放疗前肺功能情况、肺组织受照射的部位以及化疗药物的应用也会导致放射性肺炎的发生,一些靶向药物治疗如吉非替尼、厄洛替尼等与放疗联合应用也会增加放射性肺炎的发生。

肺癌放疗患者 70% 以上会发生轻度的放射性肺损伤,多数无症状或有轻微症状,仅约 20% 的患者会出现临床症状,表现为咳嗽、气短、发热等。咳嗽多为刺激性干咳,气短程度不一,轻者只在用力活动后出现,严重者在休息的情况下也会出现明显的气短症状,发热多在 37~38.5℃,但也有出现 39℃以上的高热者。■编写:邢燕

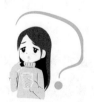

14. 什么是慢性放射性肺炎?

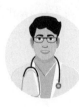

答: 肺癌放疗 3 个月后出现的肺炎,称之为慢性放射性肺炎,一般是肺组织纤维化,合并感染也有肺组织的渗出性炎症。多数患者无症状或仅表现为干咳,但是合并严重感染时可导致呼吸

循环衰竭。■编写：邢燕

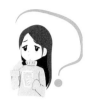

15. 肺癌放疗后可以运动吗？

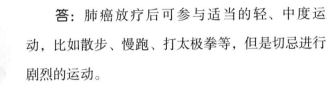

答： 肺癌放疗后可参与适当的轻、中度运动，比如散步、慢跑、打太极拳等，但是切忌进行剧烈的运动。

肺癌患者放疗后可出现身体乏力、体能下降、肺功能损伤、睡眠障碍等一系列症状，因此应以静养为主，避免剧烈的运动，剧烈的体育运动可增加氧气的消耗，机体为了达到的正常的血氧饱和度，就会增加呼吸频率及心跳频率，增大对肺部的压力，加重肺癌的病情。但是我们也不能进入另外一个误区，就是肺癌患者放疗后就在家绝对静养，成天"大门不出二门不迈"，甚至整天待在床上睡觉，这又进入了另一个不可取的极端。肺癌放疗后的康复最重要的是保持正常人的生活状态，要参加适当的体育运动，保持良好的人际关系，积极融入社会和家庭，保持积极乐观的心态。而适度有氧运动训练不仅可增强肺部呼吸功能，而且可改善生理代谢状态和免疫功能，可有效提升其体力、体能，并有助于睡眠质量改善，对于患者预后改善较为有利。■编写：吴磊

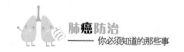

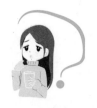

16. 什么是肺癌的放射性皮炎？

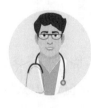

答：在放疗过程中大剂量辐射会破坏癌细胞或减慢其生长速度，同时也会破坏正常细胞，还会出现一些毒副作用。患者因放疗而引发的放射性皮炎就是其中一种并发症。

肺癌患者放疗期间照射区放射性皮炎通常较轻，表现为色素沉着、干性脱皮，严重的湿性脱皮少见。放射性皮炎以预防为主，在饮食上注意避免吃过于油腻的食物。油脂类食物摄入过多会促进皮脂腺的分泌，使放射性皮炎病情加重；还应注意少吃辛辣刺激性食物。因刺激性食物可影响机体内分泌，从而造成皮肤刺痒，影响皮炎的治疗。放射性皮炎患者可服清热、凉血、解毒、利尿的一些中药饮片，宜食入富含维生素的食物，如胡萝卜、土豆、南瓜、卷心菜、动物肝等。患者照射区的皮肤应注意保持清洁干燥，禁止使用刺激性洗浴用品（如肥皂）或不明药物涂抹皮炎患处；禁止使用热水袋、电热毯、冰袋等贴近皮炎患处；对于皮炎患处出现瘙痒等状况时，切勿用力抓挠，应报告医护人员，给予药物对症处理；夏季皮炎患处注意避免日光直射和风吹雨淋；冬季注意保暖，穿柔软棉质的衣服，避免或减轻衣服对皮炎患处的摩擦，引起二次感染。尤其是头颈部及胸部放疗患者应注意尽量不穿带衣领或高领的衣物，避免衣领对于颈部放射野皮肤的持续摩擦，导致皮炎加重甚至皮肤破溃。■编写：吴磊

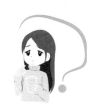

17. 放疗期间可不可以洗澡?

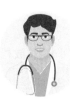

答：一般情况下，放疗期间可以洗澡，但要注意保护照射区域皮肤，水温不宜太热，选用温和无刺激的沐浴液，不能使用香皂、肥皂等刺激性物品，照射野皮肤不能用力揉搓，保持皮肤的完整性；冬季洗澡预防感冒，避免引起肺部感染，诱发放射性肺炎；洗澡时间不宜过久，注意防滑，预防意外事件。

重要提醒：在放疗定位时，医生会用记号笔在病员皮肤上画上标记线，以确保每次放疗的准确性。所以一定要保护好标记线，一定不可以擦掉！如果标记线模糊或者不清晰，一定及时告知主管医生，由医生标画清晰，切勿自己尝试勾描！■编写：王静

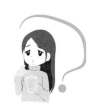

18. 放疗结束后还要保护皮肤吗?

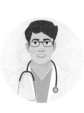

答：需要保护。因为放疗引起的皮肤损伤，在放疗结束后恢复需要一个过程，具体恢复时间因人而异，与接受照射剂量、射线种类、营养状况及患者在放疗期间遵医嘱保护皮肤的依从性等因素有关。放射野皮肤抵抗力较低，需要一定时间的特别呵护。具体保护措施与治疗期间护理措施一致。■编写：邢燕

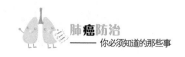

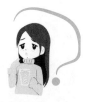

19. 肺癌放疗怎么做肺功能锻炼？

答： 常见的肺功能锻炼方法有腹式呼吸、缩唇呼吸、咳嗽和排痰训练、吹气球法。

（1）腹式呼吸训练时患者自然平躺、放松，经鼻腔缓慢深吸至最大肺容量，憋气 2 秒呼气，在深吸气和慢呼气时腹部主动内收。随着训练可逐渐延长憋气时间至 6 秒，每天训练 8 次，每次持续 10 分钟。

（2）缩唇训练：选择半卧位或坐位，闭嘴后用鼻子大力吸气，然后憋气，呼吸比例 1 : 2 或 1 : 3，2~3 秒后缓慢呼出气体，呼出气体时嘴唇保持吹哨状或鱼嘴样，7~8 分钟 / 次，2~4 次 / 天。

（3）咳嗽和排痰训练：使患者进行咳嗽和排痰，然后深呼一口气，屏住呼吸并关闭声门 2~3 秒后，用力咳嗽 3~4 声，通过自身胸腹肌收缩带来的爆发力将痰液排出。

（4）吹气球法：指导患者深呼气后屏住呼吸，再将肺内气体用最大力气吹进一个 800~1 000 mL 容量的气球内，3~5 分钟 / 次，3~4 次 / 天。■编写：王静

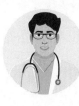

20. 放疗后的肺功能康复要做多久？

答： 建议肺癌放疗的患者终身进行肺功能康复锻炼。大多数肺癌患者会发展为慢性阻塞性肺疾病、肺气肿，且肺癌患者接受放疗后绝大多数会发

生轻度放射性损伤，坚持肺功能锻炼可以改善肺活量，增加氧合，促进肺的重新张开，改善通气功能。■编写：王静

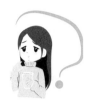

21. 肺癌放疗的饮食注意事项？

答：肺癌患者放疗中，应进食高热量、高蛋白、高维生素食物，忌烟酒，避免辛辣刺激性食物，并根据放疗反应情况合理的选择膳食。

放疗中，出现吞咽疼痛时，可选择温凉的食物以缓解疼痛，应避免酸辣等刺激性食物，选择较软、细碎或流质食物。当固体食物难以下咽时，可调整食物质地，将煮熟的饭、菜、肉加汤用破壁机做成匀浆口服。适当进食猪肝、瘦肉等富含锌的食物，或口服葡萄糖酸锌，减轻食管黏膜反应。

放疗中如出现食欲下降时，家属可根据患者情况和饮食习惯，尽量满足患者的口味并创造愉快的进餐环境，少食多餐，进食一些清淡的半流食或流质，如面条、山药粥、薏米粥等，还可选择一些开胃食物，如山楂、酸梅汤等，多吃富含维生素 C、维生素 A 的蔬菜和水果，如猕猴桃、苹果、胡萝卜等，鼓励患者适度活动，促进肠胃蠕动，增加食欲。若患者经口摄入膳食不足，则可以在营养师指导下配合肠内营养制剂。有营养不良的状况时，应由专业的营养师进行营养治疗。■编写：邢燕

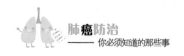

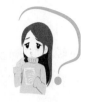

22. 肺癌放疗期间的服药注意事项?

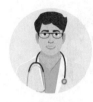

答: 服药前后饮少量温水润滑口腔和食管,以免药物黏附在食管表面,吞咽较大的药片有困难时,可以将药片研碎后再用温水服用。服用胶囊类药物时,水温不能太热,温水较好。放疗期间服用中药和其他保健药物时请告知主管医师,听从主管医师的建议和安排,不可擅自乱口服药物。注意服药后的药物疗效和副反应,及时反馈给主管医生及护士,并多饮水,加快药物排泄。■编写:唐丽琴

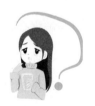

23. 肺癌放疗可以喝茶和咖啡吗?

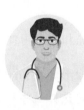

答: 肺癌放疗是可以喝茶和咖啡的,放疗期间要多饮水,每日2 000 mL以上,也可用金银花、菊花等泡水饮服,以增加尿量,排除毒素,减轻放疗反应,保持大便通畅。

茶叶的保健功能包括预防癌症、调节血脂、降低血糖、增强免疫功能等,普通人每天可饮用12 g的茶叶,分3~4次冲泡,饮茶时茶水温度不宜过高,最佳温度60 ℃,不能超过70 ℃,肺癌放疗患者还可适当降低茶水温度,以不烫为宜。如果喝茶影响睡眠就不要喝了,改喝温开水。

咖啡中含有大量的生物活性物质,主要包括生物碱、酚酸类、

黄酮类、萜类、甾醇脂类和挥发性成分等，具有抗氧化、降血脂、降血糖、神经保护等多种生物活性。另外，根据《中华本草》记载，咖啡微苦，涩，平；具有醒神、利尿、健胃的功效，主治精神倦怠、食欲不振，常作为醒神、利尿和健胃药使用。同时咖啡中的咖啡因是一种黄嘌呤生物碱化合物，是一种中枢神经兴奋剂，能够暂时驱走睡意并恢复精力。因此肺癌放疗患者如有失眠则不要饮用，改饮温开水。■编写：唐丽琴

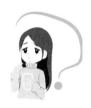

24. 肺癌放疗期间可以过性生活吗？

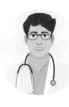

答：肺癌放疗患者只要不是太虚弱，在体力允许的情况下是可以过性生活的，但是要注意性生活的频次，不要太劳累，以免影响治疗。如有发热、咳嗽、胸痛、呼吸困难则不宜过性生活。

性欲是人类本能之一，是一种在一定生理和心理基础上，在性刺激的激发下产生与性伴侣完成身心结合的欲望，性欲启动性行为。人类的性行为是生理、心理、社会因素综合作用的结果。性功能和性生活状况是生活质量的一个重要方面，随着医学模式的转变，逐渐受到医学界、患者和家属的重视，三方都在积极采取综合措施，提高患者健康水平和生活质量。肺癌放疗只是局部治疗，一般全身症状很轻微，有的患者甚至在整个放疗期间没什么不适感觉，跟正常人没什么区别，有性生活的欲望是很正常的，并且也是可以的。患者的性生活质量在一定程度上可以增强患者的信心，为治疗后回归家庭和社会提

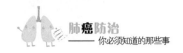

前打好基础。■编写：唐丽琴

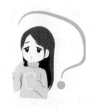

25. 肺癌放疗会引起放射性食管炎吗？

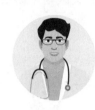

答：肺癌放疗患者在放疗 2~3 周时，多数患者会出现放射性食管炎，主要表现为吞咽疼痛、进食梗阻感加重、胸骨后烧灼感或不适，严重者可出现脱水、营养不良、电解质紊乱或体重下降，少数极重者可能出现出血、穿孔或其他危及生命的症状，尤其是高龄、上段病变、接受同期化疗或加速超分割放疗者出现得更早、更重。放化疗同期治疗与单纯放疗相比会增加急性放射性食管炎的发生率，加重食管损伤的程度，导致放射性食管炎持续时间延长。此外化疗导致免疫力下降，在一定程度上也增加了急性放射性食管炎的发生概率。

放射性食管炎治疗原则为消炎、止痛、修复受损的食管黏膜及营养支持治疗。如果不影响进食，可先观察，进温热、无刺激的半流食，多饮水；中重度疼痛影响进食者，可给予静脉补液、抗炎、激素、抑酸、口服消化道黏膜保护剂如硫糖铝等处理，口服稀释后的利多卡因可达到黏膜表面麻醉效应，能减轻局部疼痛，但要注意有过敏反应者禁用。必要时需要暂停放疗。■编写：唐丽琴

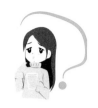

26. 肺癌放疗会引起心脏毒性吗?

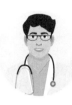

答：肺癌放疗是会引起心脏毒性的，由于解剖结构的影响，肺部和部分心脏结构相邻，导致放疗中部分心脏结构不可避免地受到照射，因此放射性心脏损伤是胸部肿瘤放疗过程中常见的并发症之一。但是随着科学技术、医疗水平的提高，医生从早期发现、放疗剂量、技术的方式等方面进行改进，已经尽量将心脏毒性反应降到了最低。■编写：王静

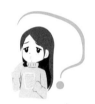

27. 放疗会引起大咯血吗?

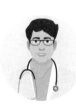

答：肺癌放疗是可能会引起大咯血的。放疗导致肿瘤供血血管变硬、纤维化，放疗后肿瘤组织破溃局部感染侵蚀血管，引起血管破裂或形成假性动脉瘤，是肺癌放疗大咯血的重要原因之一。

肺癌患者由于肿瘤的浸润性生长，侵蚀气管内膜造成肺内血管及其支气管动脉破溃而导致大咯血的发生，加上肿瘤患者经过放疗、化疗，肿瘤坏死，并伴有不同程度的骨髓抑制，凝血机制障碍，一旦出血会比其他疾病导致的咯血严重，来势凶猛，如果抢救不及时，患者很容易因喷涌而出的血液窒息而导致死亡。因此，肺癌放疗患者出现

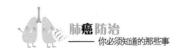

大咯血最关键的是迅速解除呼吸道阻塞，保持呼吸道通畅，防止血液及血凝块堵塞呼吸道，只要抢救及时、措施得当，大咯血的患者多数能抢救成功。■编写：唐丽琴

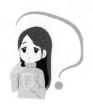

28. 肺癌患者放疗期间心理上该怎么调节？

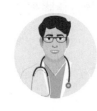

答：患者在放疗期间要做好自我心理调节，保持愉悦的心情，了解相关放疗知识和不良反应，通过学习可以更好地配合医护人员，积极进行治疗。放疗期间患者不能过度紧张、恐惧害怕、抑郁消沉，或者悲观绝望，而应勇敢而理智地面对疾病，积极配合放疗。可以学会减轻自我心理压力的方法和技巧，例如：练习太极拳、听音乐、看电视等，做自己喜欢的事情，适当运动；当感觉有心理压力时，可向家人及医护人员倾诉，或者和病友交流；若紧张焦虑的心情不能得到控制，可适当遵医嘱使用药物。■编写：邢燕

参考文献

［1］李晔雄.肿瘤放射治疗学 [M].第 5 版.北京：中国协和医科大学出版社，2018.

［2］于媛.肺癌患者护理与家庭照顾 [M].北京：中国协和医科大学出版社，2016.12.

［3］Nutrition and physical activity guidelines for cancer survivors[J]. CA： A cancer journal for clinicians，2012，62（4）：242–274.

［4］宋溢.肺癌患者放射性皮炎的预防与护理[J].循证护理，2017，3（1）：70–72.

［5］李利霞，柳丽娜.PDCA循环在提高肺癌放疗患者呼吸功能锻炼依从性管理中的应用[J].循证护理，2020，6（1）：54–57.

［6］鞠晓艳.强化肺康复训练对重度肺通气功能障碍肺癌患者的影响[J].临床护理杂志，2019，18（1）：48–51.

［7］李丽红.气球吹摆法肺功能锻炼对肺癌根治术患者术后肺功能的影响[J].临床护理杂志，2019，18（1）：27–29.

［8］乌日罕，张荣繁.放射性肺损伤研究进展[J].癌症进展，2020，18（18）：1840–1842.

［9］石汉平.肿瘤营养学[M].北京：人民卫生出版社，2012.

［10］沈晓静，字成庭，辉绍良，等.咖啡化学成分及其生物活性研究进展[J].热带亚热带植物学报，2021，29（1）：112–122.

［11］于虹娥，郑珮，包小兰.癌症患者性生活状况调查分析[J].河北医药，2011，33（6）：926–927.

［12］刘玲，周青，孙长侠.胸部放疗患者发生放射性食管炎的影响因素分析[J].中华保健医学杂志，2020，22（4）：374–376.

［13］徐裕金，陈明.放射性心脏损伤发生机制及潜在干预措施的研究进展[J].肿瘤学杂志，2017，23（3）：227–232.

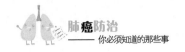
第四节　内科治疗——化疗

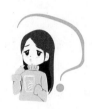

1. 什么是肺癌的内科治疗?

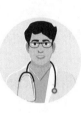

答: 肺癌的内科治疗包括化学治疗、靶向药治疗、免疫治疗、生物治疗等。

化疗即化学治疗,指通过口服,注射化学治疗药物杀灭癌细胞,从而达到治疗的目的,化疗是一种全身治疗的手段,无论采取何种给药方式,化疗药物都会随着血液循环遍布全身的绝大部分器官和组织。化疗是治疗肺癌的主要方法,90% 以上的肺癌患者需要接受化疗。

靶向治疗是指在细胞分子水平上,针对已经明确的致癌位点的治疗方式,可设计相应的治疗药物,药物进入体内会特异性地选择致癌位点来相结合发生作用,使肿瘤细胞特异性死亡,而不会波及肿瘤周围的正常组织细胞,相对来说治疗效果好,毒副作用小。

免疫治疗是指通过调动机体免疫系统杀灭肿瘤细胞的方法，免疫治疗好比往土壤里添加除草肥料，这种肥料能使土壤肥沃，帮助控制杂草，继而使花园恢复健康。免疫治疗旨在激活人体免疫系统，依靠自身免疫机能杀灭癌细胞和肿瘤组织。免疫治疗针对的靶标不是肿瘤细胞和组织，而是人体自身的免疫系统。肿瘤免疫治疗近年来取得了显著的进展，使许多肿瘤患者受益于它显著的疗效，已成为恶性肿瘤治疗不可或缺的重要手段之一。

生物治疗是指采用生物抗原抗体免疫系统，从而达到治疗恶性肿瘤的目的。所以生物治疗就是利用生物产品激活患者体内的免疫系统，同时生物治疗可以增强人体免疫细胞对肿瘤细胞的识别能力，进而杀灭肿瘤细胞，从根本上抑制癌细胞生长增殖，并且在人体维持时间较长，治疗效果比较理想。■编写：汪建琼

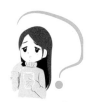

2. 哪些肺癌患者可选择内科治疗？

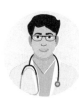

答：小细胞肺癌的患者、不可手术切除的局部晚期非小细胞肺癌患者选择内科治疗。

小细胞肺癌的患者由于病情进展快、发生转移的时间比较早、首次治疗对于化疗敏感，因此化疗是小细胞肺癌的基石。无论是局限期还是广泛期的小细胞肺癌患者，在排除化疗禁忌后，均需要进行化疗，虽然小细胞肺癌恶性程度比较高，但对于放疗以及化疗的敏感性比较高，少数小细胞肺

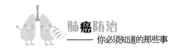
癌的患者可以通过化疗或者放疗也能够治愈。

不可切除的局部晚期非小细胞肺癌患者包括：①影像学检查提示纵隔融合状肿大淋巴结患者，纵隔镜、EBUS–TBNA 或 EUS–FAN 检查证实为阳性的非小细胞肺癌患者。② $T_4N_{2\sim3}$ 的患者。③胸膜转移结节、恶性胸水和恶性心包积液的患者。

局限期小细胞肺癌患者推荐化疗、手术和放疗为主的综合治疗。■编写：汪建琼

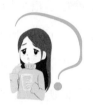

3. 化疗和放疗有什么区别？

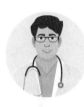

答：化疗以药物治疗为主，是全身性的治疗，放疗以射线治疗为主，以局部治疗为主。

化疗是一种内部治疗方法，指用静脉注射的方式注射化疗药物，也就是我们常说的打吊瓶。药物随血液可以到达全身肿瘤细胞，属于全身治疗，副作用比放疗明显，适用于术后辅助治疗或者肿瘤转移晚期的患者。放疗是一种物理治疗方法，也称外部治疗方法，放疗前划定放疗区域，用直线加速器进行照射，类似拍 X 线片一样。放疗通俗来讲是用射线照射病灶，到达一定剂量可以杀死肿瘤细胞，优点是副作用小，缺点是为局部治疗，一次只能照射一个部位，治疗周期相对长一些，适用于病灶局部或者骨转移的患者。

放疗和化疗的区别，主要在于以下几点：

（1）使用范围不一样：放疗是局部治疗，如鼻咽癌、乳腺癌、脑瘤等。化疗的使用范围较广，可用于全身范围控制癌细胞的转移。

（2）治疗时间不一样：虽然说化疗和放疗只有一字之差，但是在治疗时间上是有区别的。化疗用药一次一般需要几个小时，化疗周期一般 3~4 周为一周期，3 周期为一疗程。化疗的周期一般是根据患者病情确定的，一个疗程在 21 天左右，共 6~8 个疗程，如果病情需要，疗程数可酌情增加，有时候副作用大的话，还要暂停化疗，就需要更改治疗方案。放疗周期基本在 30 天左右，一般的治疗需要 25~30 次，每周进行 5~6 次的放疗，一次的时间是在 10~20 分钟，但这只是大概的时间参照。一般来讲，因为每个人的疾病发生部位不一样，更重要的是每个人的身体体质不一，不能一律参照每次治疗的量多少，要根据个人情况进行治疗安排。

（3）副作用不同：放疗的副作用要小于化疗，表现为局部反应，主要有过敏、脱发、骨髓抑制、皮肤红肿（烧灼感）、咽喉肿痛等。化疗不仅有局部反应，如过敏、溃疡、红肿等，还有全身反应，如骨髓抑制（白细胞、红细胞下降）、贫血、食欲不振、恶心呕吐、消瘦、乏力、失眠、骨骼疼痛、抑郁、厌油腻、焦虑等。除此之外，放疗和化疗还有一些其他的区别，比如治疗方式不一样、医保报销制度不一样、价格也不一样等。■编写：汪建琼

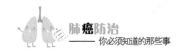

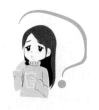

4. 是不是只有晚期肺癌患者才做化疗？

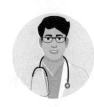

答：并不是只有晚期肺癌患者才需要化疗，化疗是治疗肺癌的主要治疗方法之一，包括姑息性化疗、术前新辅助化疗、术后辅助化疗等。

对于不能手术的晚期肺癌，可以做姑息化疗。对于一些手术后的ⅠB和所有Ⅱ期以上的患者可以做术后辅助化疗，目的是为了预防复发和转移。另外，还有一些属于暂时不能手术，但是有手术希望的Ⅱ期肺癌患者，这个时候可以先做术前新辅助化疗，可以减少肿瘤，降低分期，后面有机会再手术根治。这些都属于化学治疗的适应证。■编写：汪建琼

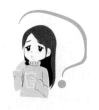

5. 鳞癌、腺癌、小细胞癌的化疗都是一样的吗？

答：小细胞癌、鳞癌、腺癌除组织形态不一样外，恶性程度及治疗方式都会出现一些差别。所以它们的化疗方式也不一样。

鳞癌多起源于段和亚段支气管，倾向于向气管内生长，常在早期导致气管狭窄、肺不张、阻塞性肺炎，癌组织易发生坏死和空洞。患者大多为中老年男性，多有吸烟史。肿瘤一般生长慢、转移晚、手术机会多。化疗方法：主要是联合用药的方案，以

及单药化疗方案两大类。联合用药的方案中，有以铂类为主的方案，比如顺铂、卡铂、洛铂，可以联合紫杉醇类的，以及多西他赛两药连用，都可以作为肺鳞癌的主要化疗方案。

腺癌是肺癌中最常见的类型，多表现为周围型。腺癌局部浸润，通过血液转移发生早，易累及胸膜引起胸腔积液。化疗的标准方案主要包括一线方案和二线方案。一线方案主要指含铂类药物的两药方案，即足叶乙苷、吉西他滨、长春瑞滨、紫杉醇、培美曲塞与铂类药物组成的两药方案。对于不能用铂类药物者，也可以使用非铂类药物的两药组合。肺腺癌的二线标准方案为多西他赛或培美曲塞单药选择，在二线标准方案中不再使用铂类药物。

小细胞肺癌约占肺癌总发生率的15%，因癌细胞呈类圆形或梭形、细胞质少、体积小而得名。小细胞肺癌患者多为男性，与吸烟密切相关，是肺癌中恶性程度最高的一种，小细胞肺癌增殖快，早期广泛转移，大部分患者在发现时即已出现全身转移，患者常因肺门肿块和纵隔肿大淋巴结引起的咳嗽和呼吸困难等症状而就诊。化疗方法：目前常用的化疗方案是 EP 或 IP 方案。EP 为依托泊苷加顺铂；IP 为伊立替康加顺铂。■编写：汪建琼

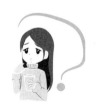

6. 什么是肺癌的新辅助化疗？

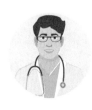

答：肺癌的新辅助化疗是指在手术治疗前，通过化疗先缩小局部和转移病灶，降低肺癌分期，利于手术达到根治肿瘤的目的。

此种疗法能够帮助患者在术前缩小病灶，便于

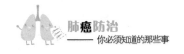

医生在手术治疗时能够将其顺利切除，同时杀灭患者体内的潜在转移灶，从而减少疾病的复发概率。部分肺癌晚期患者的肿瘤负荷较重，医生通过新辅助疗法能够将患者体内的肿瘤缩小，从而帮助无法进行手术完全切除的患者能够经手术将病灶切除。新辅助化疗的一个潜在益处是它可以降低肿瘤的分期，从而减少手术范围以及达到更彻底切除的目的。■编写：汪建琼

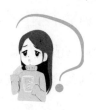

7. 新辅助化疗需要多长时间？

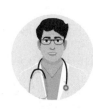

答：新辅助化疗通常需要在两个周期后进行评估，对于有效的方案也可以继续用 4~6 个周期。

新辅助化疗的时间不应该太长，一般推荐 2~4 个周期。具体的次数与肿瘤的类型、患者的一般情况、化疗的疗效等情况有关。新辅助化疗的方案尽可能选择毒性较小的方案，减少对手术的影响。■编写：汪建琼

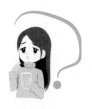

8. 为什么有的肺癌患者既需要化疗，又需要放疗？

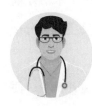

答：对于一些肺癌晚期患者，需要结合放疗和化疗的优点，达到既控制局部病灶又控制全身转移灶的目的。

化疗对癌细胞有较强的杀伤能力，可以作用于全身的癌细胞，控制病情发展，抑制扩散转移，但是化疗只是按比例杀死癌细胞，且只能杀死处于活性期的癌细胞，对于休眠期的癌细胞无能为力，患者化疗后还会面临复发转移的风险。而放疗是一种局部治疗手段，在患者化疗后继续放疗能在短时间内杀死大量的癌细胞，控制局部病灶，缓解局部症状，提高整体的治疗效果。临床上化疗和放疗多联合使用，能够更全面地杀死癌细胞，控制病情，提高整体的治疗效果，如通过化疗可以抑杀远处转移的肿瘤细胞，对于较大的肿块，通过放疗则能缩小瘤体，控制局部病灶。

不过并非所有的患者化疗后都适合放疗，是需要根据患者的具体情况来决定的，一般肺癌晚期患者，出现其他脏器组织的扩散转移，在化疗后通过放疗能够进一步控制转移；手术后的患者，化疗后通过局部的放疗能够预防局部的复发，提高疗效。

肺癌化疗后是否需要放疗，主要根据患者的病理类型以及分期来决定，对于病理类型偏好的，比如高分化的恶性肿瘤，没有淋巴结转移的，进行化疗以后可以不考虑进行放疗，因为放疗并不能改善这类患者的预后。若患者病理类型为小细胞肺癌，化疗以后仍有病灶残留，则建议进行放疗，因为这类患者对放疗比较敏感，局部病灶采用放射治疗，常常能够取得比较理想的治疗效果。■编写：汪建琼

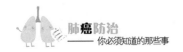

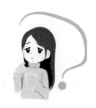

9. 化疗的副作用有哪些?

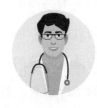

答： 按发生率排序依次为胃肠毒性、脱发和皮肤反应、肝损伤、心脏毒性、骨髓抑制、局部反应、免疫抑制、神经毒性、肺毒性、肾毒性，这些副作用通过预防和治疗，在化疗后大多可以治愈和缓解的。

1）胃肠毒性

大多数肺癌化疗药物可引起胃肠道反应，表现为口干、食欲不振、恶心、呕吐，有时可出现口腔黏膜炎或溃疡。便秘、麻痹性肠梗阻、腹泻、胃肠出血及腹痛也可见到。原因是化疗对正常胃肠道细胞产生杀伤作用，进而导致患者产生强烈的肠胃道反应，这些副作用会降低患者自身的抗肿瘤免疫力，导致病情进一步恶化，所以患者在治疗期间饮食营养要注意跟上，有针对性地提升免疫力，改善放化疗副作用，稳定白细胞，并修复患者的肠胃道细胞，缓解消化道反应，预后多比较理想。

2）脱发和皮肤反应

有些肺癌化疗药损伤毛囊，在应用肺癌化疗药后会出现脱发，脱发的程度通常与药物的浓度和剂量有关。出现脱发不必过分担忧，因为一般患者停药后，脱掉的头发会重新长出，皮肤的红斑、皮疹和色素沉着也会好转或消失。

3）肝损伤

肺癌化疗药物可不同程度地损害肝脏细胞，出现谷丙转氨酶增高、胆红素上升、肝肿大、肝区疼痛、黄疸等，引起的肝脏反应可以是急性而短暂的肝损害，也可以由于长期使用肺癌化疗药，引起肝慢性损伤，如纤维化、脂肪变性、肉芽肿形成、嗜酸性粒细胞浸润等。所以在使用肺癌化疗药前和用药过程中，要检查肝功能，及时发现问题，及时解决，必要时停止化疗。

4）心脏毒性

有些肺癌化疗药物对心血管系统有毒性作用，临床可表现为心律失常、心肌病综合征、心电图出现异常，严重的可发生心力衰竭。所以使用肺癌化疗药前及用药过程中应做心电图，发现异常立即停药，及时治疗。

5）骨髓抑制

大多数肺癌化疗药均有不同程度的骨髓抑制。骨髓抑制早期可表现为白细胞尤其是粒细胞减少，严重时血小板、红细胞、血红蛋白均可降低，同时患者还可有疲乏无力、抵抗力下降、易感染、发热、出血等表现。在每次肺癌化疗前，都应该做血象检查，如果白细胞的数目低于 2.5×10^9/L、血小板（$50 \sim 80$）$\times 10^9$/L，应该暂时停止肺癌化疗，遵照医生的医嘱使用升高血细胞药。

6）免疫抑制

肺癌化疗药物一般多是免疫抑制药，对机体的免疫功能有不同程度的抑制作用。当免疫功能低下时，肿瘤不易被控制，反而加快复发或转移进程。

7）神经毒性

部分肺癌化疗药可引起周围神经炎，表现为指麻木、腱反射消失、感觉异常。有些肺癌化疗药物可产生中枢神经毒性，主要表现为

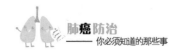
感觉异常、振动感减弱、肢体麻木、刺痛、步态不稳、共济失调、嗜睡、精神异常等。

8）肺毒性

少数肺癌化疗药物可引起急性化学性肺炎和慢性肺纤维化，临床可表现为发热、干咳、气急，多数患者起病急，伴有粒细胞增多，甚至出现呼吸衰竭。应在用肺癌化疗药期间定期检查肺部情况，停药后还要注意随访。一旦发现肺部毒性反应，立即停止肺癌化疗并用激素治疗。

9）肾毒性

肺癌化疗药物可引起肾脏损伤，主要表现为肾小管上皮细胞急性坏死、变性、间质水肿、肾小管扩张，严重时出现肾衰。患者可出现蛋白尿、少尿或无尿，有的发生血尿、水肿、小便化验异常等。在用肺癌化疗药前和用药过程中均要定期检查，发现问题，及时治疗。■编写：严文凤

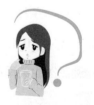

10. 化疗后是不是会吃不下饭？要持续多久？

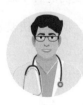

答：化疗药引发的胃肠毒性，会导致消化功能紊乱和消化吸收功能障碍，以致出现厌食、营养物质代谢异常等现象。使患者自身营养缺乏、免疫力下降。持续时间一般为数周。

化疗药物引起的恶心、反胃和呕吐按照发生时间分为急性、延迟

性、预期性、暴发性及难治性。急性恶心、呕吐一般发生在给药后数分钟至数小时，并在给药后 5~6 小时达高峰，但多在 24 小时缓解。延迟性恶心、呕吐多在 24 小时之后发生，常见顺铂、卡铂等，可持续数天，一般为 2~5 天。预期性恶心、呕吐是指在前一次化疗时经历了难以控制的恶心、呕吐之后，在下一次化疗开始之前即发生的恶心、呕吐，是一种条件反射，主要由于精神、心理因素等引起。预期性恶心、呕吐往往伴随焦虑、抑郁，与以往恶心、呕吐控制不良有关，发生率为 18%~57%，恶心比呕吐常见。由于年轻患者往往比老年患者接受了更强烈的化疗，并且控制呕吐的能力较差，容易发生预期性恶心、呕吐。暴发性呕吐是指即使进行了预防处理但仍出现的呕吐，并需要进行"解救性止吐治疗"。难治性呕吐是指在以往的化疗周期中使用预防性和或解救性止吐治疗失败，而在接下来的化疗周期中仍然出现呕吐。■编写：严文凤

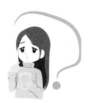

11. 化疗时该如何进食？

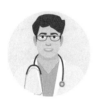

答：因为化疗的过程中某些药物会对控制进食的中枢有所影响，还有可能导致消化道黏膜的损伤，很多肺癌患者在进行化疗之后都会出现恶心、厌食、呕吐等一系列负面影响，导致营养物质摄入量减少，进而造成营养不良。因为人体生命活动所需的营养成分不足，会造成免疫能力降低，进而增加肺癌复发或癌细胞转移的风险。所以，对于化疗后的癌症患者，应该把饮食作为最重要的事，因为合

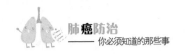

理的饮食会让化疗后的恢复事半功倍。

有人以为癌症患者需大吃大补才能更快康复，实则不然，由于癌症在侵蚀人体过程中，严重破坏了人体各个器官的功能，使患者的味觉减退、食欲下降、消化功能减退，这时如果一味地给患者进食龟、甲鱼、海参等不易消化的大补食物，不但不能消化吸收，还会加重胃肠消化吸收功能的障碍，进一步加重厌食。而厌食、恶心、呕吐、腹痛、腹泻甚至脱水对患者来说无疑是一种负担。一般来讲，癌症患者一日三餐的饮食是可以与正常人相似的，但需多吃一些对机体康复有益的食品。每日膳食中，蛋白质食品如奶、蛋、鱼、肉、豆制品要略高于常人；食物以鲜活为好，忌食放置过久的动物性食品，多食天然绿色的蔬菜、水果，如胡萝卜、南瓜、杏子、麦仁、青菜、番茄等；中医认为癌症表现为肿块，应采用软坚化瘀的食品，如香菇、黑木耳、白木耳、海带等都可以起到食疗作用。癌症患者的忌口问题，也是癌症患者及家属关心的问题，对这个问题，难以直接回答。要知道忌口与患者的情况是有一定关系的：患者发现口干、恶心、舌尖红、光苔等阴虚不足的情况，应当忌辛热、香燥伤阴的食品，如辣椒、胡椒、生蒜及煎炒的干果等；平时脾胃阳虚，容易腹泻，怕冷喜暖的人，须忌食甘甜、油腻的食品，性凉滑的柿子、芦笋也不适合。另一方面，癌症患者的饮食还在于饮，不能重食轻饮，疏忽饮水方面的调理。癌症也会破坏人体水和电解质的平衡，因此在防治和康复过程中，需要注意多饮水，每日饮水尽可能不少于 1 500 mL。■编写：严文凤

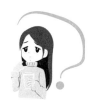

12. 肺癌化疗是不是要脱发？化疗结束后头发能长出来吗？

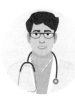

答：化疗药物可以损伤毛囊细胞，从而导致脱发，其脱发程度与用药以及患者个体差异有关。大多数患者在化疗结束后 3~6 个月可以重新长出头发。■编写：严文凤

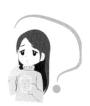

13. 什么是骨髓抑制？

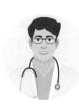

答：骨髓抑制是常见的肺癌化疗相关毒副反应之一，是化疗药对骨髓以及造血微环境的损害，导致造血干细胞功能受损，阻碍造血恢复，从而致骨髓抑制的发生。

骨髓抑制的发生：骨髓抑制通常发生在化疗后。因白细胞中粒细胞平均生存时间最短，为 6~8 小时，因此，骨髓抑制常最先表现为白细胞下降；血小板平均生存时间为 5~7 天，其下降出现较晚、较轻；而红细胞平均生存时间为 120 天，受化疗影响较小，下降通常不明显。多数化疗药物所致的骨髓抑制常见于化疗后 1~3 周，持续 2~4 周逐渐恢复，并以白细胞下降为主，可伴有血小板下降，所以，在化疗后可通过血常规检查来判断是否发生了骨髓抑制。

骨髓抑制的预防：红细胞减少所致贫血可运用输血和重组人

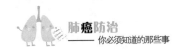

促红细胞生成素（EPO）治疗。白细胞减少，应防止感染，白细胞若 ≤ 0.5 × 10^9/L 应配合医护人员行保护隔离，应用粒细胞刺激因子（G–CSF）、抗生素治疗。血小板减少时，可以输血和输重组人促血小板生成素（TPO），同时应减少活动，防止受伤，必要时绝对卧床；注意不要用力排便和咳嗽；关注口腔、鼻腔有无出血情况；最重要的是警惕颅内出血。

对于化疗后骨髓抑制，医生们依据诊疗结果有着严格的分级，会采用不同措施对骨髓抑制进行干预，将并发症的危害降低。■编写：周琴

14. 肺癌化疗的副作用要持续多久？

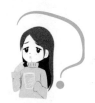

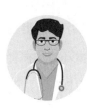

答：目前，肺癌一线化疗主要以铂类为基础的两药方案。临床常用的其他化疗药物主要包括紫杉醇类、长春花生物碱类、拓扑异构酶抑制剂类、影响核酸生物合成类等。根据每一种药物药理性质不同，所产生副反应持续时间不同。

铂类药物，比如顺铂、卡铂、奈达铂等，一般在用药后 24~72 小时出现骨髓抑制症状，主要表现为中性粒细胞减少症。这时医生会预防性使用粒细胞集落刺激因子（G–CSF）。除骨髓抑制外，顺铂的剂量相关性毒性还包括肾毒性、恶心和呕吐。肾毒性一般持续 24 小时，在化疗时给予相应水化，叮嘱患者多饮水，一般每日饮水 1 000~2 500 mL/d 可排除。恶心和呕吐一般持续 24 小时，在止吐药干预下，一般不会发生。

紫杉醇类药物，比如白紫杉醇、紫杉醇等。使用紫杉醇类药物 5 小时内都可发生严重的过敏反应，医生会让患者在给药前 12 小时及 6 小时分别口服地塞米松，给药前 30~60 分钟肌注抗过敏药物苯海拉明，以缓解过敏反应。

长春花生物碱类，比如长春碱、长春瑞滨等。这类药物骨髓抑制相对较轻，比较突出的副作用是神经毒性，常发生在 24~72 小时。医生常规给予 B 族维生素营养神经治疗。

拓扑异构酶抑制剂类，比如伊立替康、依托泊苷等。于滴注时或滴注后不久或用药后 24 小时可发生腹泻，还可导致短暂、严重的急性胆碱能综合征。针对这种情况，医生会预防性使用止泻药。

影响核酸生物合成类，比如吉西他滨等。其副反应一般不严重，但用药中有不明原因的肾衰竭。偶见类似溶血性尿毒症综合征的临床表现。一般临床上单次静脉滴注时间控制在 30 分钟，最长不超过 60 分钟。

临床上，医生会采取不同措施处理化疗药对应的副反应，出院后应多注意化疗后血象、心功能等多方面变化。■编写：周琴

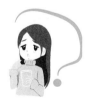

15. 肺癌化疗的周期是什么？

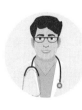

答： 化疗的周期是根据药物半衰期以及肿瘤倍增时间来制定的，从使用化疗药物的第一天算起，到第 21 天或者第 28 天。所以肺癌化疗的周期是根据化疗药物以及肺恶性肿瘤细胞倍增时间来制定的。

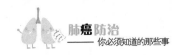

一般来说，肺癌化疗的周期多数选择的是 21 天（3 周）一个周期，也有 28 天一个周期的。为什么化疗周期多数设定为 21 天（3 周），这是有科学依据的，是根据肺癌化疗药物毒副作用的持续时间、肺癌患者的机体恢复时间及肿瘤倍增时间而设定的。在一个肺癌的化疗周期中不是每天都有化疗药物，通常第 1~2 周用药，第 3~4 周休息，每次是根据药物的特性来决定是用一天或两天或三天，或者第一天和第八天给药，不同的药物的给药方式不同，但是往往给药后会有一段时间是休息期。因为化疗药物不仅杀伤肿瘤细胞，同样也杀伤机体正常细胞，特别是代谢活跃的正常细胞。这样做的目的是让身体通过短时间的休息调整，恢复或重建机体免疫功能，使得各个脏器功能得到充分调理，所以间歇时间的长短，应该以"药物毒性作用基本消失，机体正常功能基本得到恢复，而被杀伤的肿瘤细胞尚未得到修复"，这样一个时间为最佳的时间。那么什么时候开始行第二周期化疗，从时间上来说不是特别严格，必要的时候根据各人的恢复情况，比如体质恢复晚，或者白细胞、肝功能受到一定程度的影响，就可以多休息一两天，这个时间是一个相对固定的时间，不是绝对的时间。■编写：郑敏

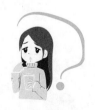

16. 不同情况的肺癌化疗周期是一样的吗？

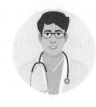

答：肺癌的化疗周期与患者的耐受程度、化疗方案、药物代谢动力学有关，不同情况的肺癌化疗周期当然是不一样的，肺癌化疗周期具体是

多少每个人是不一样的，因为不一样的情况医生是会给出不一样的治疗方案。■编写：郑敏

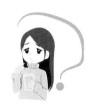

17. 肺癌化疗一般都用什么药物?

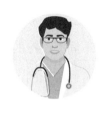

答：目前可以用于肺癌的化疗药物有很多，一般有以下几类，如紫杉类：紫杉醇、白蛋白结合型紫杉醇、紫杉醇酯质体、多西紫杉醇；铂类：顺铂、卡铂、奈达铂、洛铂；其他类：培美曲塞、吉西他滨、伊立替康、长春瑞滨等。

不同的化疗药物的杀癌细胞的作用机理不同，当然药物的疗效也有差异。不同病理类型的肺癌患者选择的化疗药物不同，一般是选择含铂类为基础的两药联合治疗，对于肺鳞癌患者一般选择紫杉醇类联合铂类或者吉西他滨联合铂类；而肺腺癌患者一般会选用培美曲塞联合铂类或者紫杉醇类联合铂类，或者吉西他滨联合铂类；对于肺小细胞癌患者一般选择依托泊苷联合铂类或者伊立替康联合铂类等。不同化疗药物的毒副反应不同，比如有的药物是脱发明显，有的药物是心脏毒副反应明显，有的药物是恶心、呕吐等胃肠道毒副反应明显，而有的药物是骨髓抑制：白细胞减少、血小板减少、红细胞减少等的毒副反应比较明显。当然，每一种化疗药物都存在多种药物毒副反应，随着医学的进步，精准的检测技术可以为化疗药物的选择提供参考，每位肺癌患者具体选择哪种化疗药物，需要临床医生面诊患者，了解患者的各方面具体情

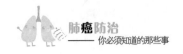

况后综合评估再做具体选择。■编写：郑敏

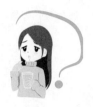

18. 化疗药物是不是很贵？可以报销吗？

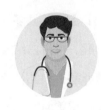

答： 化疗费用的高低与患者的化疗方案和所选择的化疗药物有直接关系。病情不同，化疗的费用也是不同的，大多数化疗药物是可以报销的，但有少数进口的化疗药物不在报销范围内，具体要咨询你的保险机构。■编写：刘琪

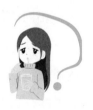

19. 进口化疗药是不是比国产的好？

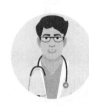

答： 不一定。

进口化疗药和国产化疗药的区别可以从以下三方面来说：

（1）价格。进口的化疗药物价格一般较高。

（2）药物的治疗效果。过去，由于国内制药技术跟国外有一定差距，因此进口化疗药的效果一般好于国内同类药。但近年来随着国产药工艺和技术的提高，疗效差别越来越小，部分药物甚至已经没有疗效上的差别了。

（3）副作用。副作用的大小也跟制药工艺和技术有一定关系，

但现在这种差别也是越来越小。

选择重在合理。作为肿瘤患者及其家属，要从多方面进行考虑，包括自己的经济实力，肿瘤的病理类型、分期及分化程度，患者的体质及耐受性等。所以对于药物的选择，不要迷信贵的，要结合患者的身体素质以及家庭情况来综合选择，还要与主管医生进行深入沟通，通过综合分析，做出最终选择。■编写：刘琪

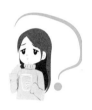

20. 什么是化疗的辅助用药？有哪些辅助用药？

答：化疗的副作用是可防可治的，化疗的辅助用药就是预防和治疗化疗药物所引起的不良反应的。

化疗属于常用的肿瘤治疗方式，由于化疗药物对人体细胞选择性差，在杀死肿瘤细胞的同时，也不可避免地造成正常细胞的损伤。但是化疗的副作用让很多患者无法坚持，所以为了降低不良反应、提高患者化疗耐受程度，临床医生根据化疗药物不良反应发生的机理，逐渐开始应用化疗辅助药，化疗的辅助药物分为以下几种：

（1）恶心、呕吐是化疗常见的不良反应，部分患者会因为剧烈呕吐拒绝接受化疗。所以为了提高患者生活治疗、增加治疗依从性，目前在化疗阶段常用辅助药物中，医生一般会使用止吐药物，这些常用的止吐药物有昂丹司琼、盐酸格拉司琼、托烷司琼、阿瑞匹坦等。

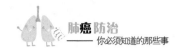

（2）化疗中，另外一个常见的不良反应就是白细胞减少，这是由于化疗药物在杀伤肿瘤细胞的时候也影响到了白细胞生成，可能会使体内白细胞数量减少。而白细胞是人体免疫系统组成的重要部分，一旦白细胞少了，人体免疫系统功能也会下降。所以在白细胞低下时医生会给予造血细胞集落因子治疗，帮助白细胞减少的患者提升白细胞水平。

（3）肿瘤患者放疗、化疗期间会导致人体免疫力低下，患者在放化疗期间可以使用免疫调节药物来增强免疫力，如胸腺五肽、胸腺法新等。

（4）其他化疗阶段常用的辅助药物，还有血小板生长因子、白介素 –11、双磷酸盐等药物，医生往往会根据化疗方案的不同选择对应的辅助药物，从而降低患者的不良反应，提高化疗效果，更好地帮助患者抗击肿瘤。■编写：刘琪

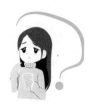

21. 什么是化疗的维持治疗？适用于哪些情况？要维持多久？

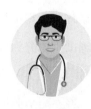

答：维持治疗是指患者完成初始化疗制订的化疗周期数，并达到最大的肿瘤缓解疗效后，继续采用有效的单药化疗或靶向治疗进行延续治疗。维持治疗适用于Ⅲ期以后的肺癌患者。在无明显毒副作用的情况下，维持治疗会一直进行，直至出现疾病进展。

肺癌患者在接受正规一线化疗之后，就会接受维持治疗，以便更好控制肺癌。维持治疗是晚期肺癌治疗策略的重要组成部分，其

目的在于更好地控制疾病，实现更长的无进展生存期（即更长的疾病稳定时间），从而为更长期生存提供机会。维持治疗的药物多选择分子靶向治疗药物，单抗、多西他赛、培美曲塞等进行维持治疗。

目前维持治疗的概念分为两种：继续维持治疗和换药维持治疗。继续维持治疗是指一线治疗 4~6 个周期后，如果没有出现疾病进展，使用至少一种在一线治疗中使用过的药物进行治疗。其主要目的是预防肿瘤的复发与转移，延长肿瘤缓解期。换药维持治疗指一线治疗 4~6 个周期后，如果没有出现疾病进展，开始使用另一种不包含在一线方案中的药物进行治疗。理想的维持治疗药物应具备单药有效、副反应低、使用方便等特点。如果维持治疗所用的药物为原来治疗方案的部分内容，那么就称作继续维持治疗；如果引入了不同的药物，则被称作换药维持治疗。换药维持治疗能够引入新药物来发现对疾病更有效的方案，并可通过调整改变药物来防止化疗耐药的发生。肺癌还会采用抗血管生成药物进行维持治疗，这些药物能够抑制肿瘤血管形成，从而阻碍肿瘤生长。一些维持治疗还能够增强机体的抗肿瘤免疫能力。■编写：刘琪

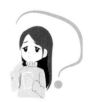

22. 如何判断化疗是否有效？

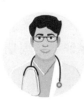

答：肺癌化疗的患者在治疗 2 个周期（大约化疗开始一个半月后）后都会复查 CT、MRI 等，也会做肿瘤标志物等血液检查，如果影像学检查

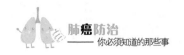

发现肺癌的原发灶和转移灶缩小了，原来升高的肿瘤标志物指标降低了，患者相关的症状减轻了，就证明化疗有效。■编写：刘琪

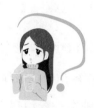

23. 什么叫化疗间歇期？

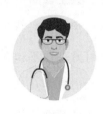

答：患者在完成一个阶段的化疗后，需要间隔一段时间再进行下一阶段的化疗，此间隔期称为化疗间歇期。例如一个化疗周期是 21 天，患者入院输注化疗药只要一天，其他 20 天都不用化疗药，可以出院回家，等到第 22 天开始新一个周期后再入院用化疗药，从第一个周期用化疗药结束到下一个周期用化疗药的时间就是化疗间隙期。

不同的恶性肿瘤患者所采取的化疗方案不同，根据患者的病情往往要进行 4~6 个周期的化疗。虽然每个周期中的化疗药物停用了，但药物的毒副作用仍持续存在，对人体的一些正常组织细胞也有一定的损害，化疗间歇期是机体修复正常组织的有利时机。考虑到患者的经济、生活需求、环境、家庭成员的照顾情况等多种因素，每个周期的化疗用药结束后，间歇期都要回家休养，以保证良好的身体状况，身体状况的好坏将直接影响下一周期的治疗。因此，患者在化疗间歇期应进行自我保护，建立良好的健康生活习惯，增强营养，提高机体免疫力，保证下一周期的化疗顺利进行。■编写：谢沛希

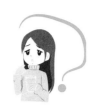

24. 化疗间歇期要注意什么?

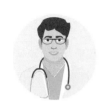

答: 化疗间歇期身体恢复状况的好坏将直接影响下一周期的化疗,患者需要遵照医嘱定期复查血常规,要有正确的饮食习惯及良好的生活习惯,注意休息,保证好的睡眠质量及进行适量的运动,避免感冒,保持好的心理状态,为下一周期的化疗打好基础。

定期复查血常规,根据情况每 7 天复查 1~2 次,若白细胞降低,遵医嘱口服升白细胞药;要保持清洁卫生,室内空气通风,适当增减衣服,避免去公共场所,外出要戴好口罩;如果出现发热、咳嗽、咽喉疼痛等感染症状要立即就医。若血小板降低,观察皮肤有无淤斑、出血点、牙龈出血、血尿及便血等症状,平时穿着宽松柔软,用软毛牙刷或漱口液漱口,保持皮肤清洁,外出由家人陪护,防止碰撞、跌倒。

饮食方面,有些患者及家属盲目忌口,这也不吃,那也禁忌,最终导致患者营养不良。化疗期间,化疗药物杀伤癌细胞时正常细胞也受到一定损害,导致免疫力下降、白细胞下降、消化道黏膜溃疡、脱发等,因此间歇期应进食高蛋白、高维生素、容易消化的食物,如奶类、瘦肉、新鲜水果、蔬菜、黄鳝等,如出现食欲下降、消化不良可增加开胃食品,如山楂、白扁豆、萝卜、陈皮。如出现血小板下降、贫血,可熬制五红汤(红豆、红枣、枸杞、红糖、红衣花生)服用。

进行适量运动可以加速血液循环、提高机体氧合能力,增加心肺功能,同时还可以促进消化,预防便秘,促进身心放松,有助于睡

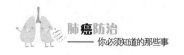

眠。散步适合化疗间歇期的患者，它可以使人体放松，心情愉悦，一般来说早晚各一次，每次 20~30 分钟为宜。

保证每日充足的睡眠，休息不足容易导致疲乏、困倦、注意力分散，甚至出现紧张焦虑、急躁易怒的情绪，要保证好的睡眠质量。家人要给予患者较多的陪伴及心理安慰，让患者保持好的心理状态，树立战胜疾病的信心和勇气，愉快地度过化疗间歇期。■编写：谢沛希

参考文献

［1］姚文秀，李鑫，魏于全. 肿瘤内科治疗的现状与未来 [J]. 肿瘤预防与治疗，2019，32（9）：743-748.

［2］何娇雪，乐晓燕. 小细胞肺癌综合治疗的研究进展 [J]. 癌症进展，2020，18（21）：2169-2172，2190.

［3］支修益，石远凯，于金明. 中国原发性肺癌诊疗规范（2015 年版）[J]. 中华肿瘤杂志，2015，37（1）：67-78.

［4］中国医师协会肿瘤医师分会，中国医疗保健国际交流促进会肿瘤内科分会. Ⅳ期原发性肺癌中国治疗指南（2021 年版）[J]. 中华肿瘤杂志，2021，43（1）：39-59.

［5］均波，徐永健，王辰. 内科学 [M]. 第 9 版. 北京：人民卫生出版社，2018.

［6］叶波，赵衍. 第八版国际肺癌 TNM 分期修订稿解读 [J]. 中国肺癌杂志，2016，19（06）：337-342.

［7］李家亿，王宁. 肺癌化疗毒副反应的中西医治疗研究 [J]. 世界最新医学信息文摘，2020，20（11）：83-84.

［8］高小月，周彩存，顾芬，等. 初次确诊非小细胞肺癌患者首次化疗后骨髓抑制危险因素的前瞻性研究 [J]. 同济大学学报（医学版），2018，39（6）：102-107.

［9］周际昌. 实用肿瘤内科学：肿瘤内科学 [M]. 北京：人民卫生出版社，2003.

［10］李帅，陈瑞玲.肺癌一线化疗药物不良反应及药学监护［J］.药品评价，2017，14（24）：26-29.

［11］宋佳芳，官海静，刘国恩.中国肺癌患者直接医疗费用研究的系统评价［J］.中国循证医学杂志，2019，19（1）：44-53.

［12］王晓翠.恶性肿瘤患者化疗间歇期的健康教育［J］.医学理论与实践，2007.

［13］谢嫣嫣，叶冬梅，张华君，等.国产与进口培美曲塞治疗晚期 NSCLC 的药物经济学分析［J］.中国医院药学杂志，2019，39（3）：278-281.

［14］陆磊，周秋云，钱智磊，等.2014—2015 年南京市胸科医院肺癌化疗辅助用药的使用情况分析［J］.现代药物与临床，2016，31（1）：101-105.

［15］彭小薇，黄风清，黄美玲.健康教育对化疗间歇期患者遵医行为的影响［J］.卫生职业教育，2012，02（16）：109-110.

第五节　内科治疗——分子靶向治疗

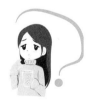

1. 肺癌的靶向治疗有哪些？

答： 肺癌的靶向治疗包括驱动基因阳性的分子靶向治疗、抗肿瘤血管生成的靶向治疗。分子靶向药物需要治疗前做基因检测，能单独长期服药，精准杀灭肿瘤细胞，效果显著，是近年来医生和患者关注的重点，也是肺癌治疗未来发展的主要方向之一。而抗肿瘤血管生成的靶向药物，如贝伐珠单抗、重组人血管内皮抑制素等，多用于不

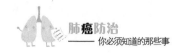
能进行分子靶向治疗的患者，可不用基因检测，常常和化疗一起使用。因此，本书主要介绍分子靶向治疗。■编写：罗莎

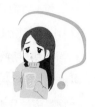

2. 什么是肺癌的分子靶向治疗？

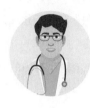

答：大多数肿瘤的发生和发展都是由一种驱动基因主导的，找到驱动基因并把它当作靶子，通过药物去精准地识别和阻断它，使肿瘤细胞不再生长，还不会对人体正常的组织或器官带来不良反应，这就是分子靶向治疗的原理。

对晚期肺癌患者，过去的治疗手段是放、化疗，但放、化疗在杀死肿瘤细胞的同时也会损伤我们的正常组织细胞，而分子靶向治疗它就像一枚"导弹"，能够稳、准、狠地轰炸到肿瘤细胞，肿瘤周围的正常组织细胞则不受影响。靶向治疗的优点在于靶点专一，毒副反应较化疗药物轻，患者能更好的耐受，治疗效果显著，现在已经成为治疗肺癌的一个重要手段。■编写：罗莎

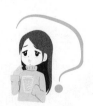

3. 如何进行分子靶向治疗？

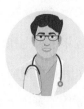

答：第一，我们采用纤维支气管镜、穿刺、手术等方式通过活检取得肿瘤的组织，对不能取得肿瘤组织的患者，也可考虑通过血液活检方式，但它的有效性目前还不及组织活检。第二，对活检

组织进行基因检测，看有没有驱动基因阳性，并看有没有针对它的药物。第三，患者使用靶向药物，精准杀灭有靶点的肿瘤细胞。第四，通过复查观察治疗是否有效，如肿瘤和转移灶缩小或消失了就代表有效，并监测是否出现了耐药现象，如服药过程中肿瘤和转移灶增大，或出现了新的转移灶，就代表耐药了。■编写：罗莎

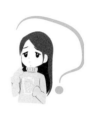

4. 分子靶向治疗前做的基因检测是什么？

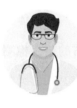

答：肺癌基因检测是通过对肿瘤组织行病理检查，或抽取外周静脉血液进行检查，寻找导致肿瘤增殖的发动机（突变基因），针对突变的基因使用靶向药物控制肿瘤生长。

肺癌本质上是一种基因病。基因检测是指通过各种方法，把变异的基因找出来，从而通过变异基因信息制定精准的治疗方案，精准治疗和预测预后，并辅助检测疾病复发和耐药。基因检测的前提是要获得肺癌原发灶和转移灶的组织标本，在临床上，通常用以下方法：

（1）手术过程中，留取肿瘤样品进行基因检测。

（2）通过纤维支气管镜或肿瘤穿刺活检术获取组织用于检测。

（3）液体活检，就是我们说的抽血检验，通过分析血液里的癌细胞或者癌细胞释放的 DNA 用于检测。

晚期非小细胞肺癌患者都推荐进行基因检测，以判断是否有驱动基因的突变。那么，如果检测结果呈阴性，则是没有突变，一般不能进行

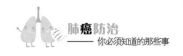
靶向治疗。如果检测结果呈阳性，表明出现了基因突变，就要看有没有针对这种突变基因的药物，如果有，就可以进行靶向治疗。■编写：罗莎

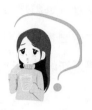

5. 基因检测是不是越贵越好？

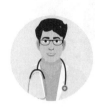

答： 基因检测数量越多越贵，但并非越贵越好，要根据病情需要决定。

能够进行分子靶向治疗的患者必须要具备两个条件，第一是有突变的基因，第二是有针对这种突变基因的药，就是要有靶子和打这个靶子的武器，二者缺一不可，如果仅仅是第一次治疗，我们只需要做 10 个左右的基因检测，因为现在的靶向药都是针对这些基因的。对于特殊人群，如已经服用靶向药物耐药、出现家族肺癌倾向、多原发肺癌的鉴别诊断、科研等情况，需要进行多基因或全基因组测序。因此，要根据患者的实际需要，选择自己适合的基因检测项目。■编写：谢沛希

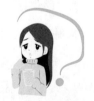

6. 如何通过基因检测报告选择药品？

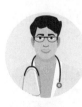

答： 基因检测报告比较复杂和专业，拿到基因检测报告后咨询主管医生，他们会给您最恰当、最专业的解读并提供治疗方案。

通过基因检测报告来选择药品，看懂基因检

测报告是第一步！首先通过基因检测报告我们要明确三点：

（1）患者的基因检测结果是阴性还是阳性？

（2）是哪一种基因产生了突变？

（3）针对这种基因突变类型目前有可用的靶向药物吗？

那么临床医生会根据患者的既往用药情况、目前患者整体情况并综合各大临床治疗指南和相关药物研究数据来为患者选择规范且有效的治疗药物。■编写：谢沛希

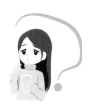

7. 有哪些常见的分子靶向药物？

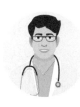

答：肺癌分为小细胞肺癌和非小细胞肺癌两大类，目前非小细胞肺癌患者可以采取靶向治疗。不同的突变基因，选择药物也有所不同。

对发现以下驱动基因阳性患者，都可以根据不同情况选择不同药物

1）表皮生长因子受体（EGFR）突变

用于 EGFR 突变的晚期非小细胞肺癌一线治疗的表皮生长因子受体酪氨酸激酶抑制剂（EGFR-TKI）包括吉非替尼、厄洛替尼、阿法替尼和奥西替尼。

2）EML4-ALK 融合基因

FDA 批准用于 ALK 融合晚期非小细胞肺癌的药物包括阿来替尼、克唑替尼及色瑞替尼。克唑替尼是第一个用于 ALK 阳性的靶向药物；阿来替尼是 ALK 阳性转移性非小细胞肺癌患者的一线治疗药

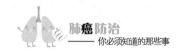
物；色瑞替尼是第二代 ALK 抑制剂，在 ALK 阳性的晚期非小细胞肺癌中具有比化疗更好的疗效。

3）ROS1 重排

FDA 批准用于 ROS1 重排晚期一线非小细胞肺癌的药物，包括恩曲替尼、克唑替尼。

4）BRAF 突变

FDA 批准用于化疗后进展的 BRAF V600E 的药物，包括达拉非尼、曲美替尼。■编写：罗莎

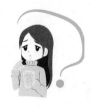

8. 如果几种靶向药都可以用，该如何选择？

答：如果同时有几种靶向药品都可以使用，一般优先选择临床意义及药物敏感性证据最高的靶向药物。

一份合格的基因检测报告，针对患者检出的基因突变情况会为我们提供以下信息，帮助我们去选择适合使用的靶向药品。

1）体细胞变异在不同癌种中对应的药物敏感性证据

A 级（FDA 批准或专业临床指南推荐），B 级（临床研究证实且获得专家共识），C 级（其他癌种中的 A 级证据—跨适应证用药），D 级（临床病例报道或临床前证据支持）。

2）基因变异按照其临床意义重要性的分级

一类变异（具有 A 级或 B 级证据），二类变异（具有 C 级或 D 级证据），三类变异（临床意义不明），四类变异（已知无临床意义）。■编写：谢沛希

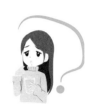

9. 分子靶向治疗是否可以代替化疗？

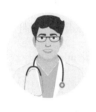

答：分子靶向治疗与化疗都是肿瘤内科治疗中强有力的治疗手段，虽然分子靶向治疗能为患者带来生存获益，有效率高，毒副反应相对较轻，在肿瘤治疗中占据重要地位，但它并不是在所有情况下都适用，因此我们仍然不能完全摒弃化疗。

肺癌是目前世界上高发的恶性肿瘤，许多患者发现时已处于晚期。而随着近年来靶向治疗的发展，为肺癌患者带来了新希望，延长了患者生存期并改善了患者的生活质量。很多人认为靶向治疗疗效好，副反应轻，就可以摒弃化疗，直接选择靶向治疗，其实这是一种误解。靶向治疗能否代替化疗，这个问题不能一概而论，毕竟在不同病理类型、不同分期、不同基因状态下，肺癌治疗的选择将不同。

肺癌大致可分为小细胞肺癌及非小细胞肺癌，其中非小细胞肺癌约占 80%。目前，小细胞肺癌的治疗仍以全身化疗为主，并没有特别有效的靶向药物可用，仅多靶点的抗血管生成靶向药物安罗替尼在小细胞肺癌中有一定作用。

不同分期的肺癌，靶向治疗的疗效也不同。对于早期肺癌，目

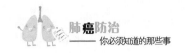

前仍以手术为主，根据分期术后再进行相应的辅助治疗，而其中部分基因突变阳性的患者，现有的最新研究显示靶向治疗可降低肿瘤复发率，为此类患者提供了新的优化治疗方案。对于不适宜手术或无法手术的早、中期肺癌，首选治疗仍为放疗或化疗。

靶向治疗一定要选择合适的"靶"才有疗效。而对于晚期肺癌，也并不是所有患者都适合靶向治疗。目前肺癌治疗中有临床意义的靶点仅寥寥数个，如果基因检测发现驱动基因阳性，并有相匹配的靶向药物，则可考虑首选靶向治疗，即所谓的"有靶打靶"。而对于没有敏感基因突变的患者，化疗仍然为主要的治疗手段，在化疗基础上，对于没有明确禁忌的患者，可考虑联合抗血管生成的靶向药物。

因此，是否能选择分子靶向治疗，应当结合患者自身情况进行个体化的选择，至少，就目前而言，分子靶向治疗还不能取代化疗。■编写：田雨可

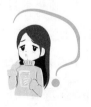

10. 分子靶向药物是不是都很贵，社保能报销吗？

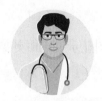

答：目前而言，部分肺癌靶向药物已被纳入医保，若符合相应的报销条件则可经社保报销。

随着我国医保改革力度不断加大，医保政策逐渐完善，目前在肿瘤领域超过 50 种抗癌药物被纳入医保，其中与肺癌相关的靶向药物包括吉非替尼、厄洛替尼、奥希替尼、克唑替尼、阿来替尼、塞瑞替尼、安罗替尼、贝伐珠单抗

等等，经过医保谈判，均已降价且可医保报销，使肺癌患者实现了"病有所医，医有所保"，大大减轻了患者的用药负担。但靶向药物多数经特殊谈判药品审批，报销具有相应的条件，国家医保药品目录中都明确说明了肺癌靶向药物的医保报销条件，且各省、市、自治州报销比例不同，建议参保患者在申请靶向药物医保报销前，咨询医疗定点机构，根据报销流程提供报销所需的各项材料来申请医保报销。■编写：田雨可

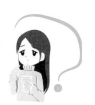

11. 分子靶向治疗后能活多久？

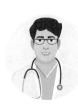

答： 靶向治疗为患者带来了极大的生存获益，但多种因素影响患者的生存时间，因此无法对每个患者的疾病转归及生存期做出准确预测，基因突变类型、靶向药物选择、个体差异等因素都决定了患者可能有不同的获益。

EGFR 基因是目前在肺癌领域中研究最充分的靶点，在中国人群中突变比例高。晚期肺癌 EGFR 突变患者，目前可选择的靶向药物有一代的吉非替尼、厄洛替尼、埃克替尼，二代的达克替尼、阿法替尼，三代的奥希替尼、阿美替尼等，多个临床研究均显示 EGFR 突变阳性的晚期肺癌患者接受一线单药靶向治疗，可延长患者的无疾病进展生存期。就三代靶向药物奥希替尼而言，它可使晚期肺癌患者获得近 19 个月的无疾病进展生存期，而患者的总生存期达 31 个月。除单药治疗外，联合治疗也是新的治疗选择，有研究显示靶向治疗联合化

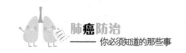

疗，患者的总生存时间甚至突破了 4 年，为患者带来了极大的生存获益。ALK 融合为另一种肺癌常见的驱动基因，在肺癌领域中被誉为"钻石突变"，因为它发生率低，而使用靶向药物治疗可以强效抑制肿瘤，相对化疗而言，有更为明显的生存获益。目前，国内批准上市的药物包括一代的克唑替尼，二代的塞瑞替尼及阿来替尼，使用一代药物克唑替尼的无疾病进展生存期约 10 个月，而二代药物的无疾病进展生存期可为 20~35 个月，而阿来替尼治疗 ALK 阳性的晚期肺癌患者，5 年生存率突破 62.5%。ROS-1 融合则发生率更低，从目前的临床研究结果可以看出，ROS-1 阳性的晚期肺癌患者使用克唑替尼治疗，无疾病进展生存期接近 20 个月，中位生存期可以超过 4 年。除以上三种最为常见的基因突变外，肺癌中发现的其他靶点如 BRAF、RET 等，选择相应的靶向药物，也能有一定获益。总的而言，靶向治疗根据不同的靶点、不同的治疗模式、不同的药物选择以及患者个体差异等，会带来不同的生存获益。■编写：田雨可

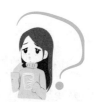

12. 分子靶向治疗有没有副作用?

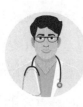

答：分子靶向治疗在临床上取得了一定疗效，但长期使用仍然存在相应的毒副反应，可能出现皮疹、腹泻、黏膜溃疡等副作用，各种药物的副作用也不尽相同，因此，在服药时如果出现副作用表现，要对症处理甚至及时到医院就诊。■编写：田雨可

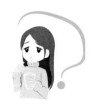

13. 不同的靶向药有什么副作用?

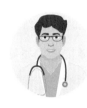

答：靶向药物针对明确的致癌靶点，准确、高效的发挥抗肿瘤作用，使肿瘤细胞特异性死亡并较小地影响正常细胞组织，为患者带来了极大的生存获益。但俗话说"是药三分毒"，任何药物均有相应的毒副作用，靶向药也不例外，而不同药物的副作用则不尽相同。

针对 EGFR 的抑制剂如吉非替尼、厄洛替尼、阿法替尼、奥希替尼等常见的毒副作用，包括了皮肤毒性、腹泻、甲沟炎、口腔黏膜炎、肝毒性。超过一半的患者接受 EGFR 抑制剂治疗时可能发生皮肤毒性，最常见的表现如皮疹、色素沉着、皮肤皲裂、毛发和指甲改变等，而皮疹可累及全身多个部位，严重时可能影响患者日常生活，使患者感到焦虑、情绪失落等，需要积极处理。此外，腹泻发生率也较高，甚至可能出现较为严重的脱水症状。多数靶向药物均经肝脏代谢，因此，可引起肝损伤，主要表现为转氨酶升高、胆红素升高等。不同的 EGFR-TKI 药物所致的口腔黏膜炎发生率及严重程度存在一定差异，目前，第二代靶向药物所报道的口腔黏膜炎发生率最高。此外，仍有其他少见不良反应如间质性肺炎，其发生率低，但危险性高，须引起重视。

ALK 抑制剂由于结构不同，毒副作用也有所差异，它们所具有的共性毒副作用主要见于胃肠毒性，如腹痛、恶心、呕吐等。此外，

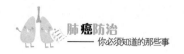

每种药物仍有其特征性不良反应，如一代 ALK 抑制剂克唑替尼最常见不良反应包括视觉异常、水肿、肝功能异常等，而二代药物在这方面的副作用则相对较小。

抗血管生成靶向药物通过阻断供应癌细胞养分的肿瘤新生血管，从而诱导癌细胞死亡。主要包括了大分子单克隆抗体，如贝伐珠单抗，以及小分子多靶点药物，如安罗替尼、阿帕替尼。在各项临床试验中，接受贝伐珠单抗治疗的患者，发生率最高的不良反应主要包括了高血压、乏力等，而其他不良反应如蛋白尿、出血、血栓栓塞亦可见，极少患者可能出现胃肠道穿孔等严重不良反应。而小分子多靶点络氨酸激酶受体抑制剂不良反应除观察到的高血压、乏力、蛋白尿、出血、血栓栓塞外，不同于贝伐珠单抗，多数患者可能出现手足皮肤反应、甲状腺功能异常、QT 间期延长等，这些也值得患者关注。■编写：田雨可

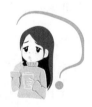

14. 靶向药所带来的副作用能够治疗吗?

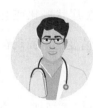

答： 大多数与药物相关的不良反应可以得到有效处理，患者耐受性良好，但少部分患者仍然可能出现严重甚至是危及生命的不良反应，需要提高警惕，严密监测，及早处理。■编写：田雨可

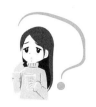

15. 靶向治疗期间如何复查?

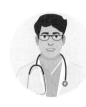

答： 靶向治疗期间规律复查尤为重要，须定期复查影像学，就晚期肺癌而言，常规每6~8周需复查一次，以便于及时发现肿瘤进展及早进行干预。若存在症状恶化或新发症状，须及时复查。

靶向治疗不可避免地会产生耐药，并且药物仍可能产生相应的毒副反应。因此，规律的随访复查尤为重要。首先，它可有利于判断药物是否有效，能及早发现疾病进展及早进行干预；其次，它有助于及时发现靶向治疗期间可能出现的副作用，及时给予对症处理。靶向药物起效时间相对较快，对于晚期肺癌而言，在治疗启动后，首次复查一般在治疗1个月后，常规复查内容包括影像学检查，如胸、腹部CT；合并脑、骨转移患者，可定期复查颅脑MRI及骨扫描；血液检查，如血常规、血生化。而血清肿瘤标志物的临床意义则有待进一步证实，可作为监测治疗反应和早期复发的辅助指标，因此也可考虑作为定期复查的项目。若患者在治疗过程中出现其他不良反应，如心血管毒性等，则还需进行相应的检查。当首次复查结果提示治疗有效，随后可每隔6~8周进行随访以及影像学复查。若存在症状恶化或有新发症状时，则需要及时进行复查，以便及早发现病情变化。而现在靶向治疗也常用于根治性手术后的基因突变阳性患者的辅助治疗，对于此类患者，定期复查的意义主要在于监测肿瘤是否复发、转移，因此，随访复查间隔可适当延长。■编写：田雨可

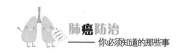
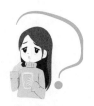

16. 靶向治疗的耐药是什么？

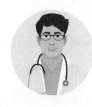

答：靶向治疗是针对特定分子"靶点"而阻止癌细胞生长的高精准治疗，有效率高，但总有部分肿瘤细胞会躲避靶向药物的攻击，原有靶向药物逐渐无法控制肿瘤，即产生了耐药。

在肿瘤的靶向治疗中，许多人前期治疗效果不错，肿瘤得到有效控制，但随着治疗时间一长，效果越来越差，原有的肿瘤无法控制，同时可能出现新的转移病灶。例如，大部分患者在使用针对 EGFR 靶点的一代靶向药物如吉非替尼、厄洛替尼约 8 个月时，肿瘤便会出现进展，需要更换治疗方案，主要原因就在于靶向治疗出现了耐药。靶向药物在精准的阻拦肿瘤细胞生长的同时，肿瘤细胞也在不断寻求"生路"，久而久之，靶向药物会失去作用，难以阻挡肿瘤细胞的发展，因而产生耐药性。几乎所有的靶向药物都会产生肿瘤耐药，只是不同的患者出现耐药的时间不同。而近年来，科学家们一直在针对不同药物的靶向治疗耐药原因进行研究，但对于具体的耐药机制理解仍然有限，需要更加深入的研究。■编写：田雨可

17. 靶向治疗耐药后还能治疗吗？

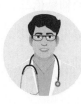

答：可以的。靶向治疗耐药后，根据不同病情可选择不同的治疗方案，需个体化应对。

随着研究的不断深入，肺癌患者靶向治疗耐

药的分子机制也越来越被人了解，但肿瘤耐药后，需要根据具体情况采取相应的应对措施。首先，耐药后肿瘤进展的速度和模式决定了有不同的治疗策略可选择。若仅仅是局部孤立病灶的进展，则可考虑在继续使用原有靶向药物的基础上，加用放疗等其他局部治疗手段。若一产生耐药则出现全身或多部位肿瘤显著进展，那就需要及时更换治疗方案。就肺癌中发生率最高的 EGFR 突变而言，市面上的靶向药物众多，而初始治疗的选择也很大程度上影响了耐药机制，进而影响后续治疗选择。一、二代靶向药物，如埃克替尼、阿法替尼等治疗耐药后可进行再次基因检测，若出现 T790M 突变，则可选择三代靶向药物奥希替尼、阿美替尼；若耐药后出现其他基因改变如 MET 扩增，则可考虑使用 MET 抑制剂。若初始治疗直接使用三代靶向药物，疾病进展后仍建议再次基因检测，查明耐药突变类型，寻求是否有新的治疗方案。除了 EGFR 突变外，ALK、ROS-1 突变在初始靶向药物耐药后，都可能有新一代的药物可选择，但再次活检及再次基因检测寻找耐药原因，也是尤为重要的。若靶向治疗耐药后，没有其他靶向药物可以选择，那么在患者身体条件许可的情况下，化疗以及免疫治疗等都是后续可以选择的治疗方案，需根据患者具体情况个性化治疗。■编写：田雨可

参考文献

［1］曾蕾，杨凯旋.晚期非小细胞肺癌的靶向治疗进展 [J]. 华西医学，2021，36（1）：102-107.

［2］二代测序临床报告解读专家组.二代测序临床报告解读指引 [J]. 循证医

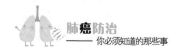

学，2020.

[3] 中国抗癌协会肺癌专业委员会，中华医学会肿瘤学分会肺癌学组，中国胸部肿瘤研究协作组．Ⅰ～ⅢB期非小细胞肺癌完全切除术后辅助治疗指南（2021版）[J]. 中华医学杂志，2021，101（16）：1132-1142+20（4）：193-202.

[4] 胡洁，林丽珠，骆肖群，等.EGFR-TKI不良反应管理专家共识[J]. 中国肺癌杂志，2019，22（2）：57-81.

[5] 中国临床肿瘤学会血管靶向治疗专家委员会，中国临床肿瘤学会非小细胞肺癌专家委员会，中国临床肿瘤学会非小细胞肺癌抗血管生成药物治疗专家组．晚期非小细胞肺癌抗血管生成药物治疗中国专家共识（2020版）[J]. 中华医学杂志，2020，100（46）：3659-3673.

第六节　内科治疗——免疫治疗

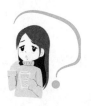

1. 什么是肺癌的免疫治疗？

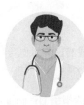

答： 广义的免疫治疗是指一类使患者免疫系统能够更有效识别和摧毁肿瘤细胞的治疗方法。

免疫治疗具体包括：免疫检查点抑制剂、细胞因子疗法、基因工程改造的免疫细胞治疗、肿瘤疫苗、溶瘤病毒、免疫调节剂等。大部分免疫治疗手段仍处于基础研究阶段，其中，经过数十年努力研究，免疫检查点抑制剂治疗显著改善了肺癌患者生存获益，已成为肺癌治疗的重要组成部分，是目前最常用的免疫治疗方法。

人体免疫细胞表达"检查点"抑制蛋白，这类蛋白在免疫反应中扮演类似"刹车"的作用，正常情况下，"检查点"抑制蛋白可以抑制 T 细胞，阻止它们发动全面的免疫攻击，保护正常组织不受免疫系统损害。而癌细胞可以聪明地利用"检查点"抑制蛋白巧妙的逃避免疫攻击。针对"检查点"抑制蛋白 PD-L1 和 CTLA-4 的单克隆抗体是肺癌免疫治疗最常用的免疫检查点抑制剂。现已成为晚期肺癌患者的首选一线治疗方案。目前上市的肺癌免疫治疗的 PD-1 抑制剂有：帕博利珠单抗、纳武利尤单抗、卡瑞利珠单抗、替雷利珠单抗、阿替利珠单抗、度伐利尤单抗等。随着未来研究的深入与细致，免疫治疗将为肺癌患者带来更多的获益与希望。■编写：罗莎

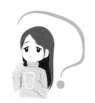

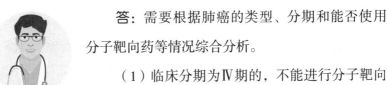

2. 哪些患者需要进行肺癌的免疫治疗？

答：需要根据肺癌的类型、分期和能否使用分子靶向药等情况综合分析。

（1）临床分期为Ⅳ期的，不能进行分子靶向治疗的非小细胞肺癌患者，免疫治疗已成为一线标准治疗方案。在免疫治疗前，可选择进行肿瘤组织 PD-L1 蛋白检

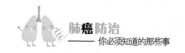

测，如 PD-L1 表达阳性（PD-L1 TPS ≥ 1%），可使用 PD-L1 单抗单药或联合化疗，PD-L1 表达水平越高，生存获益趋势越明显。此外，无论 PD-L1 表达水平如何，免疫治疗与化疗联用都比接受单纯化疗的患者生存期显著延长。

（2）能使用分子靶向治疗的非小细胞肺癌患者，免疫治疗在 EGFR/ALK 驱动基因阳性患者方面疗效有限，这类患者首选免疫治疗单药治疗疗效不佳。但是，使用分子靶向抑制药物治疗耐药后的患者，仍然可以接受免疫治疗联合化疗。

（3）对于广泛期小细胞肺癌，PD-L1 单抗联合化疗已成为标准一线治疗方案。■编写：罗莎

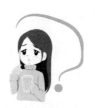

3. 免疫治疗前需要做检测吗？

答： 免疫治疗前需要完善基因突变状态、PD-L1 蛋白表达水平及相关血液学、影像等基线检测。

非小细胞肺癌患者接受免疫治疗前，须进行基因突变状态检测。如有驱动基因突变，将首选对应突变基因的分子靶向药物。EGFR/ALK 驱动基因阳性的晚期肺癌患者一线单药免疫治疗效果欠佳，而且免疫治疗联合小分子靶向药物会增加毒性风险。

晚期非小细胞肺癌患者接受一线免疫治疗前，可选择进行 PD-L1 蛋白表达检测。如果 PD-L1 表达大于 50%，可选择单药免疫治疗；如 PD-L1 表达小于 50%，更推荐免疫联合化疗的方案。

　　由于免疫治疗具有潜在毒性，可能累及全身的所有器官和组织，在肺癌免疫治疗前，必须进行相关基线检测以评估患者发生毒性的易感性。这些检查包括：一般体格检查（皮肤及黏膜、神经系统、关节、骨骼肌等）、心电图、心脏彩超、静息和活动时血氧饱和度、肺功能检测（必要时）、一般血液学［血常规、血生化、感染性疾病（HBV、HCV、HIV 等）筛查］、甲状腺功能、肾上腺及垂体功能、心肌酶谱、胸腹部 CT、特定部位 CT 或 MRI 等影像检查。以上检测可协助医师通过免疫治疗过程中结果的变化来辅助判断是否发生了免疫治疗相关毒副反应，评估严重程度，以便及时调整用药或采取措施防止毒性进一步恶化。■编写：刘晓玲

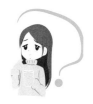

4. 免疫治疗是单独的治疗方法吗？

　　答：免疫治疗既可以单独使用，也可以和其他癌症治疗方法，如化疗、放疗、抗血管生成治疗联合，或者是不同免疫治疗联合使用。

　　PD–L1 表达水平可以预测哪些患者可能对免疫治疗产生反应，如肺癌肿瘤组织 PD–L1 表达水平大于 50%，则可选择单药免疫治疗；如 PD–L1 表达小于 50%，更推荐免疫联合化疗方案。化疗药物对免疫系统的作用非常微妙，化疗导致凋亡或坏死的一部分肿瘤细胞会辅助诱导抗肿瘤免疫反应，化疗还可以清除体内的免疫抑制性细胞。免疫治疗与化疗药物的联合使用，可能会产生累积或协同效应，进而取得更强的抗肿瘤效果。无论 PD–L1 水平表达如

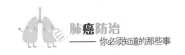

何，免疫联合化疗均具有更好的生存获益。除化疗外，目前也有很多关于免疫治疗联合放疗、联合抗血管生成治疗，或者是不同免疫治疗联合使用的研究，其前景值得期待。■编写：刘晓玲

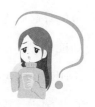

5. 免疫治疗有周期吗？要用多久？

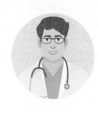

答：免疫治疗一般 21~28 天使用一次。目前的临床研究数据建议，对于晚期肺癌患者接受免疫治疗的时间持续 2 年，同步放化疗后使用免疫治疗时间持续 1 年。

免疫治疗一旦起效，肿瘤得到缓解和缩小，疗效可以长久维持，患者很有可能获得长久的生存期。免疫治疗维持时间还需要结合患者的状况综合考虑，通常建议患者每 3~4 周用药一次，持续 2 年；对于达到完全缓解的患者，再持续用药 6 个月即可；对于同步接受放、化疗后免疫治疗巩固维持的患者，免疫治疗用药持续 1 年即可。对于参加术前免疫治疗新辅助治疗的患者，现推荐免疫治疗使用至手术结束，术后依据患者具体情况可观察随访或行术后辅助化疗。此外，因为长期使用免疫治疗存在潜在毒副作用，免疫治疗期间，需要定期评估及监测免疫治疗相关毒副作用的发生及其严重程度，如果患者出现Ⅲ度以上严重免疫治疗相关毒副反应，需要暂停使用甚至终身停用免疫治疗药物，并需要使用免疫抑制剂行全身治疗。如果在免疫治疗过程中发现肿瘤进展，则需要调整抗肿瘤治疗方案。■编写：刘晓玲

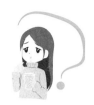

6. 免疫治疗后能活多久？

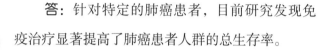

答：针对特定的肺癌患者，目前研究发现免疫治疗显著提高了肺癌患者人群的总生存率。

5 年生存率是指经治疗后生存期超过 5 年的患者比例，常被作为抗肿瘤疗效的评价指标。近年来，多项晚期非小细胞肺癌免疫治疗临床试验结果公布了 5 年生存数据。具体如下：帕博利珠单抗一线治疗晚期非小细胞肺癌患者的 5 年总生存率是 23.3%，PD-L1 表达水平越高的患者，生存获益越明显，5 年生存率接近 30%；在二线治疗中，不论帕博利珠单抗还是纳武利尤单抗，晚期非小细胞肺癌的 5 年总生存率约为 15%，且部分获得持续缓解的患者可能获得长久的生存。■编写：刘晓玲

7. 免疫治疗有没有副作用？

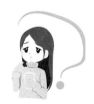

答：免疫治疗具有潜在毒性，但是通常比传统的细胞毒性化疗药物耐受性更好。

免疫治疗副作用主要源于免疫细胞的过度反应或对正常器官的错误免疫应答，临床表现可以从轻微到中度或严重不等，少数情况下可能危及生命。绝大部分表现为轻微或一过性副反应，并不需要特殊处理，或即使需要处理，经过对症治疗后可以较快恢复。

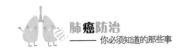
免疫治疗的副作用可能受肿瘤类型、肿瘤生长部位、患者整体健康状况以及联合治疗模式影响。免疫治疗常见副作用有恶心、呕吐、食欲减退、乏力、皮疹、头痛、关节疼痛或肿胀、肌肉酸痛、流感样症状、发热、肝功能异常、甲状腺功能减退、腹泻等；免疫治疗较为严重的副作用有肺炎、心肌炎、肾炎、肝炎、结肠炎、脑炎或脑膜炎、胰腺炎、严重皮肤反应、1 型糖尿病等。

免疫治疗副作用的发生没有固定的时间窗，输液相关反应可能在接受免疫治疗不久后发生，而大多数副作用可能在接受治疗几周、几个月甚至更长时间后发生。因此，在接受免疫治疗前及治疗过程中，患者需要接受肿瘤科医师和护理团队的综合评估、监测与管理，以能够及早发现、识别和处理潜在治疗相关副作用。依据不良反应严重程度给予不同处理，极少部分出现严重副反应患者需要暂时停止甚至永久停用免疫治疗药物，同时需要使用免疫抑制剂，如糖皮质激素等治疗。■编写：刘晓玲

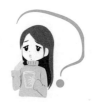

8. 化疗和免疫治疗同时用会不会增加副作用？

答：现有研究发现，免疫治疗联合化疗在提高肺癌患者疗效的同时，并未显著增加治疗相关不良事件的风险。

肺癌单药免疫治疗的整体有效率仍比较低，约20%，而化疗联合免疫治疗可以大幅度提升治疗有效率。因为化疗和免

疫治疗各有毒性，联合使用会导致毒性相加。但是，免疫治疗的风险主要源于免疫细胞的过度反应或对正常组织器官的错误攻击，化疗的主要作用目标在于正在生长的肿瘤细胞，其副作用源于化疗对机体正在生长的正常细胞，如对毛囊、味蕾、消化道上皮、骨髓造成的附带损害。两者发生毒性的机理不同，意味着联合治疗的毒性并不重叠。

化疗的消化道反应、骨髓抑制等副反应通常发生于化疗开始至化疗后 10 天左右，而免疫治疗出现不良反应的时间大部分在治疗 2~3 个月后发生，甚至更长。由于化疗次数有限，通常 4~6 个周期，免疫治疗不良反应出现时，通常化疗已经结束。因此，接受化疗联合免疫治疗患者，前期不良反应主要表现为化疗相关毒性反应，后期更多为免疫治疗相关毒性反应。此外，免疫治疗的不良反应发生率远低于化疗，通过加强专科医师及护理团队评估、定期监测和管理，能够及时识别和积极处理相关不良反应。而且，随着内科学的进步，针对副反应的处理会有更多、更为有效的支持治疗手段护航。■编写：刘晓玲

参考文献

［1］Mellman I, Coukos G, Dranoff G. Cancer immunotherapy comes of age[J]. Nature, 2011, 480：480-489.

［2］石远凯，孙燕，于金明，等 . Ⅳ期原发性肺癌中国治疗指南 .（2021 年版）[J]. 中华肿瘤杂志, 2021.

［3］Thompson JA, Schneider BJ, Brahmer J, et al. Management of Immunotherapy-Related Toxicities, Version 1.2019[J]. Journal of the National Comprehensive Cancer Network：JNCCN, 2019, 17：255-289.

［4］Green DR, Ferguson T, Zitvogel L, Kroemer G. Immunogenic and tolerogenic cell death[J]. Nature reviews Immunology, 2009, 9：353-363.

［5］Antonia SJ, Villegas A, DanielD, et al.Overall Survival with Durvalumab

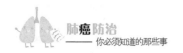

after Chemoradiotherapy in Stage Ⅲ NSCLC[J].The New England journal of medicine，2018，379：2342-2350.

［6］Socinski MA，Jotte RM，Cappuzzo F，et al. Atezolizumab for First-Line Treatment of Metastatic Nonsquamous NSCLC[J]. The New England journal of medicine，2018，378：2288-2301.

［7］Gandhi L，Rodríguez-Abreu D，Gadgeel S，et al. Pembrolizumab plus Chemotherapy in Metastatic Non-Small-Cell Lung Cancer[J].The New England journal of medicine，2018，378：2078-2092.

［8］Liu SV，Reck M. Updated Overall Survival and PD-L1 Subgroup Analysis of Patients With Extensive-Stage Small-Cell Lung Cancer Treated With Atezolizumab，Carboplatin，and Etoposide（IMpower133）[J]. Journd of Clinical Oncology，2021，39：619-630.

［9］Spain L，Diem S，Larkin J. Management of toxicities of immune checkpoint inhibitors[J]. Cancer Treat Rev，2016，44：51-60.

［10］Gandhi L，Rodríguez-Abreu D，Gadgeel S，et al. Pembrolizumab plus Chemotherapy in Metastatic Non-Small-Cell Lung Cancer[J]. The New England journal of medicine，2018，378：2078-2092.

第七节　内科治疗——临床试验

1. 什么是临床试验？

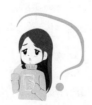

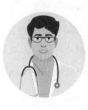

答：近年来，临床试验越来越得到肺癌患者和家属的关注，尤其是那些对现有药品无效或耐药的晚期肺癌患者。那么，你了解临床试验吗？它是指任何在人体（患者或健康志愿者）进行药物的系统性研究，以证实或揭示试验药物的作用、不良反应及/或临床药物的疗效与安全性。临床试验是新药上市前必经的关键环节，通过临床试验来对新药的安全性、有效性和不良反应进行科学评价。临床试验是按照国家相关法律、法规进行的，用于保护受试者的权益、安全和人格尊严。■编写：梁娟

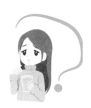

2. 临床试验安全吗？

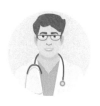

答：当然安全。正规的临床试验是建立在足够的基础试验基础上的，始终把患者的安全放在第一位，并且有充分的数据证明新药是对患者有利的。而且很多临床试验的目的是找到新药更有效的使用方法和更适合的患者，并不是让受试者去试验这些药物安不安全。

首先，一个临床试验在开始前，都需要经过大量的动物实验，才筛查出可能安全有效的药物进行临床试验，并且每一项试验都有周密的临床试验方案，都必须经过国家安全监督管理部门和伦理委员会的审查批准，经过层层严格、缜密的审批过程，并取得临床试验的批准文件，以确认该试验的科学合理性。

其次，我国的药物临床试验均是在按照我国食品药品监督管理局颁布的《药物临床试验质量监督管理规范》的要求下进行，研究者必须保证受试者的权益和保障其安全。进行临床试验的一般都是该领域

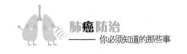

比较权威的专家和医院，参加临床试验的患者可以在住院、检查、治疗和随访方面获得更好的照料与关注。但是临床试验中新的药物不一定会对每一个患者都有效，每一个患者的身体情况不一样，可能对疾病本身没有任何改善，甚至会出现一些不良反应。不过，整个试验过程，都有专业的研究医生和研究护士为患者保驾护航，并且依据国家食品药品监督管理局临床试验要求和相关法规等建立了一系列的标准化操作规程，都有正规的质量控制和监督管理流程，以不损害患者的利益为前提，为患者的生命安全把好每一关。

最后，每一项临床试验都是基于自愿的原则，完全遵从患者的意愿，一旦参加，患者可以在任何时间以任何理由随时随地退出临床试验，医生或者护士无权干涉，并且都不会因此而损坏患者原本应有的权益，更不会影响医生对患者的治疗。■编写：梁娟

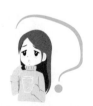

3. 临床试验是不是想参加就可以参加？

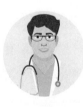

答：当然不是。每一个临床试验都有非常详细的入选条件，并不是想参加都可以，需要经过严格的筛选，特别是肿瘤患者的临床试验，更是对患者的疾病类型、分期和接受过的治疗手段都有非常严格的要求，并不是所有的患者都能参加任何临床试验。

每一项新药临床试验的方案都是由该领域权威专家共同研究制定，都有入选/排除标准，包括受试者的年龄、所患疾病种类和分期、治疗史，以及患其他病的情况等，都是确定患者是否合适参加该

项临床试验的标准，比如说严重的心脑血管疾病和肝肾功能异常的患者，就被禁止参加很多临床试验。

为了保障受试者的权益，很多临床试验都为患者提供免费的药物、提供免费的检查和交通补贴等，这很大程度上减少了肿瘤患者的经济负担，还有专业的医疗团队对受试者进行密切的随诊、访视和指导。而且，国内很多临床试验都是在国际上已经上市，但是必须在中国完成注册临床研究以后才可以在中国上市的药物。所以，很多肿瘤患者是非常希望自己能参加适合的临床试验的，参加就意味着自己有机会获得最先进的诊治手段。

但是每一项临床试验，研究医生都是按照试验方案严格地精挑细选受试者，并不是每一位想参加的患者都能如愿参加。所以，与其说你可不可以参加，不如说你适不适合参加该项临床试验。■编写：梁娟

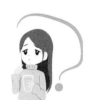

4. 临床试验是不是能用到想用的药？

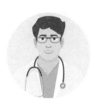

答：当然不是。临床试验是用于探寻新药物或者新疗法的研究，自愿加入，每一个临床试验都有具体的试验方案和内容，试验用药的剂型、剂量疗程、给药方法和途径等都是按照试验规定进行的，并不是受试者想用什么药就能百分之百用到。

临床试验分为Ⅰ、Ⅱ、Ⅲ、Ⅳ期临床试验。以Ⅲ期临床试验为例，通常而言分为新药组和对照组，新药组就是标准治疗方案＋新药，对照组就是标准治疗方案＋安慰剂。经过随机分配以后，一半受

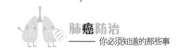
试者参加新药组，另一半则加入对照组。接受新药治疗的患者，有可能从临床试验中获得延长生存时间和改善生存质量等疗效，而这些疗效是常规治疗可能无法取得或者达到的；但是，新药不一定对每一个人都有效，每一个人的身体状况不同，也有可能出现一些不良反应。被分到对照组的方案一般都是目前最广为接受的治疗方案，并不会延误患者的治疗。

如果参加的是有对照组的临床试验，受试者和研究方均不知道分组情况，不清楚到底是在新药组还是对照组，只有揭盲，才能明确使用的是安慰剂还是新药。

大多数晚期肺癌患者参加临床试验，想的都是能够获得最新的药物和最新的治疗方案，但是这是随机分配，即便是分到对照组，也是用的国内最广为接受的治疗方案，甚至自费治疗用的就是同样的方案，并不会延误患者的抗肿瘤治疗。所以，临床试验并不是受试者一定会用到想用的药。■编写：梁娟

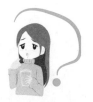

5. 临床试验需要签署同意书吗？ 是不是任何风险都是患者负责？

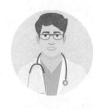

答：需要签署同意书。临床试验中，并不是所有的风险都是患者负责，知情同意书上明确规定了受试者的基本权益和应履行的义务，以及对受试者安全和健康的保障。

临床试验的伦理原则就是公正、尊重人格，力求使受试者最大限

度收益，受试者应尽可能避免伤害。

每一项临床试验最优先考虑的问题就是受试者的权益、安全和健康，而临床试验的知情同意书就是保护受试者权益的保证书。首先，研究者需向受试者说明试验性质、试验目的、可能的受益和风险、可供选择的其他治疗方法以及受试者的权益和义务等，使受试者充分了解后表达其同意，再签署知情同意书。受试者的权益包括知情权、自愿参加和退出权、隐私权、获得及时治疗权、赔偿权。签署好的知情同意书一式两份，一份由受试者保存，另外一份由研究者保存。

如果受试者擅自停药、更改药物剂量或者违背试验方案的要求，就需要受试者负责，并按照同意书上的规定进行处理。如果多次或者反复发生药物不良反应，研究者应判定是否有必要停药，甚至紧急揭盲，让受试者停药接受已知的更有效地治疗方法。■编写：梁娟

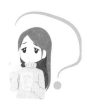

6. Ⅰ、Ⅱ、Ⅲ、Ⅳ期临床试验是什么意思？参加哪一期好？

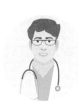

答：Ⅰ期临床试验：评估新药的安全性，探索给药访视、给药频率、安全剂量以及副作用；Ⅱ期临床试验：将新药用于患者，以判断其副作用和疗效；Ⅲ期临床试验：比较新药与常规治疗的疗效孰轻孰重，副作用孰多孰少；Ⅳ期临床试验：扩大的多中心临床试验，进一步评价新药的有效性、安全性。

肺癌依然是全世界难以攻克的医疗难题。每一位想参加临床试验

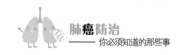

的肺癌患者，在关心新药疗效之前，首先都对自身病情要有足够的了解，同时也要对临床试验有一些认知。临床试验不仅仅是对于新药疗效和安全性的验证，也是让一些晚期肺癌患者获得最新的药物治疗。所以，是否选择、如何选择哪一期临床试验，具体问题具体分析，都由受试者全权决定。■编写：梁娟

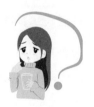

7. 我不想参加临床试验了能退出吗？

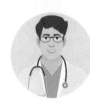

答：当然可以。任何临床试验都是本着患者自愿的原则，可以拒绝，可以自愿参加，也可以随时随地退出，不需要征得任何人的同意，完全由患者自己决定。

临床试验是以自愿为原则，是在受试者充分知情的情况下进行的，在试验的任何阶段，受试者都有权利退出试验。一般退出临床试验分为两种情况，一是在实验过程中，如果出现了一些不良反应，或者是受试者觉得该临床试验可能会对他的生命安全造成威胁的时候，会向研究医生提出退出该临床试验；另一种情况是在临床试验过程中通过研究医生的评估，新药并不会对受试者带来益处，或者受试者因为自身身体状况或者疾病进展等原因，已经不适合继续参加该项临床试验，则会通知受试者退出，其目的是保证受试者的安全。

患者决定提前退出临床试验前，请务必通知研究医生。退出前，研究医生可能会要求受试者到医院再做一次检查和评估，以确定受试

者的基本身体情况。

退出临床试验以后，患者不会因此丧失原本应有的权益，也不会因此而影响医生对患者疾病的治疗。任何临床试验的研究报告，都不会泄露受试者的任何个人信息。■编写：梁娟

参考文献

［1］柳梅，寇莹莹，李玫，等.临床试验机构办公室管理职能［J］.临床合理用药.2014，7（12）：181-182.

［2］田少雷.药物临床试验与GCP［M］.北京：北京大学医学出版社，2003.

第八节　肺癌癌痛的治疗

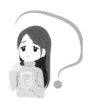

1. 什么是肺癌癌痛的治疗？

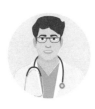

答：疼痛是癌症患者最常见的症状，癌症疼痛简称"癌痛"，也是折磨晚期肺癌患者的主要症状之一，不仅使患者本人遭受巨大痛苦，还给家庭和社会造成较大影响。针对癌痛的治疗统称为癌痛治疗。■编写：赵静怡

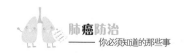
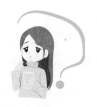

2. 癌痛的治疗有哪些方法?

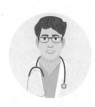

答: 癌痛的治疗为综合性治疗,包括病因治疗、药物治疗、非药物治疗等,并涉及患者及家属宣传教育等环节,其中药物治疗是癌痛治疗的主要手段。通过合理用药可以使 80% 以上的癌痛患者疼痛得到缓解。还有 15%~20% 的癌痛需要通过非药物性干预及心理干预的方法来解除。非药物性干预包括物理、介入、心理、局部治疗等常规手段,可作为药物性干预的补充联合应用,有助于减少止痛药的使用剂量或推迟用药的升级,亦可改善患者的不良情绪,减轻疼痛和治疗的不良反应。■编写:赵静怡

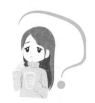

3. 癌痛的治疗主要有哪些药?

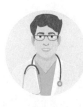

答: 药物治疗是控制慢性癌痛的主要方法,非甾体类抗炎药(NSAIDS)、阿片类药物以及芬太尼透皮贴剂是我国目前治疗癌痛的最常用药物。正确的镇痛措施可以使 80%~85%患者的疼痛得以缓解。WHO 在 1982 年提出治疗癌痛的三阶梯用药方案,我国也于 1991 年在全国推广癌痛三阶梯治疗:①轻度癌痛患者使用非阿片类止痛药,并视病情同时使用或不用辅助类药物。②中度疼痛的癌症患者,药物治疗可以逐渐过渡到弱阿片类止痛药,视病情决定是否需要同时使用非固醇类药

物和辅助类药物。③中度到重度疼痛的晚期癌症患者，可选用强阿片类止痛药，同时也可考虑是否合并使用非固醇类和辅助类药物。

阿片类药物主要有吗啡、羟考酮、氢吗啡酮和芬太尼透皮贴剂等。非甾体类抗炎药主要有布洛芬、双氯芬酸、对乙酰氨基酚、吲哚美辛、塞来昔布等。癌痛辅助药物主要有抗抑郁药、抗癫痫药、皮质类固醇、α_2肾上腺素受体激动药等。■编写：赵静怡

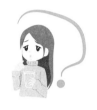

4. 服用癌痛的治疗药物会不会成瘾？

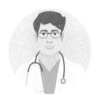

答：合理使用止痛药物不会成瘾。

成瘾性即心理依赖性（或精神依赖性），其特征是持续地、不择手段地渴求使用阿片类药物，其目的不是为了镇痛，而是为了达到"欣快感"，大量国内外临床实践表明：癌症患者镇痛所使用的阿片类镇痛药，成瘾者极其罕见。■编写者：赵静怡

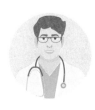

5. 晚期不能治疗的肺癌只能靠止痛吗？

答：癌痛治疗只是癌症患者身体症状管理的一个单方面问题，其适用于所有有癌痛的患者，并非只针对晚期患者。对于抗癌治疗可能

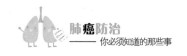

不再获益的晚期肺癌患者，仍然可以采用姑息治疗和临终关怀，主要是缓解症状，减轻痛苦，改善生活质量，通过准确评估、合理防治来缓解患者的疼痛和解决其他躯体、社会、心理及精神等各种问题。■编写人：赵静怡

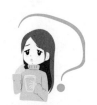

6. 如何护理晚期不能治疗的肺癌患者？

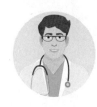

答： 对于抗癌治疗可能不再获益的晚期肺癌患者，应以患者的生理需求和心理需求为导向，为患者提供全面的护理服务，进而减少生命最后时光的身体疼痛感和心理不适感，保证最后的生活质量和尊严。

1）心理护理

晚期肺癌患者会出现严重的心理障碍，主要表现为恐惧、绝望、烦躁、抑郁等。心理护理作为癌症晚期患者舒缓护理中提升生存质量的关键因素，运用专业心理学评估方法，对患者的负面心理情绪进行评估，采用心理学疏导方法疏导患者的心理压力，对于心理负面情绪比较严重的患者，必要时由心理学专家介入指导。在交流时，要使用通俗易懂的语言、温和友好的语气，使患者了解自己的疾病，然后给予患者鼓励和引导，使患者以良好的心态接受现实情况。在患者最后的时光里，患者家属要多陪伴患者，为患者提供精神和情感上的支持，家属在患者面前要保持积极乐观的态度，使患者受到感染，进而调节患者心态，促使患者更为坦然地面对死亡。

2）疼痛护理

在患者最后的时光里，要保持环境的干净、卫生、舒适，使患者的身心得到更好的放松，对不同疼痛程度的患者，实施不同的止痛护理和治疗，达到不痛、安全的目的；在药物止痛之外，也可以采取非药物止痛的方法，如音乐疗法、注意力转移法、心里暗示法、物理止痛法及放松止痛法，以增强止痛的效果。

3）并发症护理

晚期肺癌患者会出现恶心、呕吐、躁动、呼吸困难、尿潴留等多种并发症，这些症状的出现会严重影响患者的身心健康和生活质量，一旦出现要及时地进行处理，以减少并发症对患者的危害并有利于保持患者的舒适感。

4）饮食护理

晚期肺癌患者的身体功能往往会出现严重的障碍，患者无法正常的进食，并且出现长时间营养消耗的情况；在饮食护理时，要结合患者的身体情况和饮食习惯进行护理，满足患者在口味与营养方面的需求，确保患者每日通过饮食摄入的营养能够满足消耗需求，饮食要以易消化为标准，增加维生素和蛋白质等物质的摄入，可以以流质食物或者半流质食物为主，保持少食多餐，保证身体营养的需求。

5）排泄护理

晚期肿瘤患者的身体功能严重受损，多会出现大小便失禁、腹泻的症状，这时患者往往伴有生活不能自理的情况，因此要为患者做好排泄的护理工作；患者在每次排便后要轻柔地擦洗，在肛门周围涂抹凡士林油，以保证其肛门和会阴部位的清洁；对于尿失禁患者，可以给予其导尿护理，保持会阴部位的干燥。对于长时间卧床患者，其会

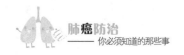

出现便秘、腹胀等情况，这时给予其合理的饮食调整，或者口服缓泻剂，在必要时可以灌肠处理。■编写：赵静怡

参考文献

［1］李文杰，刘金玉，司倩，等 . 癌症疼痛药物治疗理念的发展与变迁 [J]. 医药导报，2021，40（1）：45–51.

［2］北京市疼痛治疗质量控制和改进中心 . 癌症疼痛管理药学专家共识 [J]. 中国疼痛医学杂志，2019，25（11）：801–807.

［3］侯虹榆，陈博，周强 . 肿瘤姑息治疗进展 [J]. 健康必读，2021，8：297–298.

［4］王存德 . 恶性肿瘤姑息治疗的进展 [J]. 中国肿瘤，2012，21（3）：206–207.

［5］庄新婷 . 舒缓护理对改善癌症晚期患者生存质量的影响研究 [J]. 临床医药文献电子杂志，2020，7（20）：108–109.

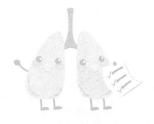

第五章

共同抗癌——家庭温暖很重要

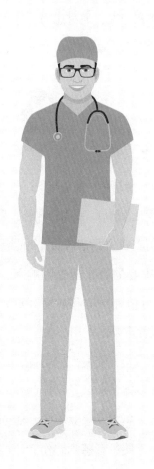

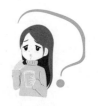

1. 家中有肺癌患者，应该注意哪些问题？

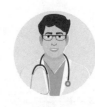

答：对很多家庭来讲，家中出现了肺癌患者，往往如晴天霹雳，对于中晚期癌症患者，长期的治疗也会加重整个家庭的精神负担和经济负担，所以，对于家庭成员来说，需要了解肺癌的常识性问题，了解患者和自我的生理和心理问题，对患者要理解而非迁就，对治疗的选择要合理和配合，对自己要调整和理性，通过患者、家属和医生的共同努力，让患者获得更好的治疗效果。■编写：刘佳玲

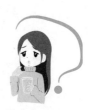

2. 家属如何给肺癌患者心理支持？

答：家属应该调节自身情绪、关心与支持患者、鼓励患者、让患者做力所能及的事，获得存在感，为患者树立正确的人生观及价值观，消除患者的负面情绪。

在我国以家庭为中心的文化理念影响下，患者家属往往承担着护理患者和对患者进行精神支持和鼓励等重要任务，家庭支持在肿瘤患者的治疗过程中起着重要的作用。

中晚期肺癌患者经过一系列综合治疗后仍然有复发的可能，这像一块巨石时刻压在患者心中。此时，患者最需要的就是家属的关心和支持。在某些情况下，家属们内心的紧张、焦虑、坐立不安、满面愁容及无奈等容易给患者造成精神上的负担，使者感到悲伤和绝望，觉得自己拖累了家人，是一个负担，失去治疗信心，从而影响疾病的治疗效果，甚至有自杀行为倾向。

那么家属怎么给予患者心理支持呢？第一，家属应该先调节好自我情绪，避免把不良情绪感染给患者，产生重大的影响，家属要用乐观的、积极应对的态度去感染患者。第二，家属要用亲切的语言、温和的态度去关心他们，态度和蔼，语速适中，尊重患者，善于观察患者的非语言信息，如衣着、手势、表情等，了解患者的心理状态，采取解除焦虑的应对措施，如听音乐等，给患者们创造一个温馨舒适的治疗环境。第三，在交流过程中不要流露出消极情绪，不要与患者过多谈论病情，不要对患者存活期进行估计，可以根据患者的病情及要求，请医生具体说明，以消除患者对疾病及治疗产生的困惑。第四，让患者要有被需要感，让他们干力所能及的事，激发他们抗癌的信心。■编写：刘佳玲

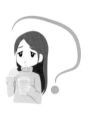

3. 肺癌患者家属可能有哪些心理问题？

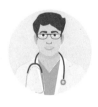

答：肺癌是全球发病率和病死率最高的恶性肿瘤，肺癌患者确诊初期家属的心理反应：否认和震惊、内疚和自责、无助、焦虑。治疗过程中的家属心理反应：无奈接受、现实压力大。晚期患者的家属心理反应：悲痛、矛盾、渴望有办法又怕治疗更加痛苦。

与自己朝夕相伴的亲人，忽然罹患癌症，这就是促使患者家属产生心理问题的起因，"谈癌色变"这是一个正常的心理反应，在确

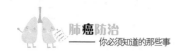
诊初期，家属得知后，会十分震惊，难以接受、不相信会是这样的结果，四处求医。然后反思自己，是不是自己的原因导致患者罹患癌症，比如说：一些男性家属认为是自己吸烟，让自己的家人吸二手烟，导致患肺癌；或者部分家属认为因为家庭负担重患者才会患癌症，因此感到内疚和自责。不愿让患者知道病情，希望能够借此减少患者的心理负担，但是这样却容易增加家属的心理负担。

中晚期肺癌的治疗是一个漫长的过程，在治疗过程中，家属会逐渐接受患者生病的事实，却为患者在治疗中的反应感到痛苦和担忧，如果护理和治疗中的经济负担过重，会让家属彷徨和焦虑。

对于肺癌晚期患者，家属的耐心会逐渐被磨灭，但想到即将面对亲人的离别，又会不舍、痛苦和矛盾，希望找到方法让患者重获新生。

出现上诉问题，是一种正常的心理反应，作为家属，应该向医务人员寻求帮助，了解患者的病情、各项检查的注意事项及目的、治疗方法、病情观察及治疗效果等，首先自己认识到每个阶段患者的真实情况，不强求、不放弃，通过自我调整，家庭成员互相疏解等方法缓解压力，共同抗癌。■编写：刘佳玲

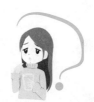

4. 肺癌患者有被吓死的吗？

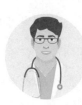

答：这个观点也流传很广，很多癌症患者的家属也非常相信。的确，癌症患者在得知自己的病情后，肯定会有震惊、不敢相信、绝望、抑郁的心理问题，但在度过这段时间后，绝大多数患者的心

态都是"只要治得好，一定要治"，在治疗的过程中，更多的是一种矛盾的心理，对生的渴望和对死的恐惧，当治疗结束、病情好转，他们会兴高采烈，一旦有一点身体不适，马上又考虑到是不是有转移。所以说只有吓是不对的。目前的研究发现，极少部分患者会因为癌症引起严重的心理疾病，甚至轻生，但没有发现患者因为心理问题导致癌症飞速生长而死亡的，吓肯定有，但绝大多数患者是把吓转换为治疗的动力，被吓死的几乎没有，如果有的话，或许是因为癌症而患上了严重的心理疾病。■编写：庄翔

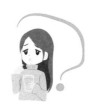

5. 有必要向患者隐瞒病情吗？

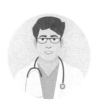

答：　肺癌患者的病情告知需要综合考虑多方面的因素，选择合适的告知方式，告诉患者真实病情有利于促进患者参与治疗决策，配合治疗，延长生存期，提高生活质量，同时也是相关法律法规的要求。在欧美国家，医生普遍认为，恶性肿瘤一旦确诊，便应将真实病情、治疗计划和预后告诉患者。同时，使患者尽量了解当前一些治疗措施、治疗药物，使其对自己病情的好转充满信心，从而积极配合治疗，延长生存期，提高生活质量。在中国，通常情况下，家属要求对患者隐瞒病情，认为不告知病情对患者有利。但有调查显示，恶性肿瘤患者是希望了解自己的病情的。

在患者家属看来，告知患者实情，最大的顾虑就是怕患者难以承受癌症的打击，对治疗和生活失去信心进而产生种种不利后果，对患

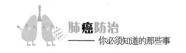
者的病情实行"保密"或者避重就轻，患者的知情权往往转变成为家属的知情权。医生不被允许直接告知患者病情及治疗，这时，往往会遭遇患者诊疗上的抵触情绪与不配合，让医生陷入两难困境。

其实，由于肺癌治疗需要手术、放疗、化疗等手段，很少有肺癌患者会被瞒住，刻意的隐瞒往往会导致患者更大的精神负担。因此，我们更应该关注的是如何告知而不是隐瞒，这一方面需要医护人员有一颗真挚的爱心和良好的沟通技巧，另一方面，也需要家属的理解和配合。比如对于早期肺癌患者，由于其治愈的希望很大，完全可以告知其全部的病情，并告知治疗的效果。对于中晚期肺癌患者，可以把告知的重点放在治疗上，和家属一起去抚慰患者，达到让患者积极治疗的目的，并降低肺癌患者可能的心理伤害。■编写：赵静怡

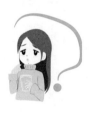

6. 家属之间对治疗的选择出现矛盾怎么办？

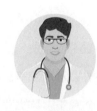

答：对于多个子女、兄弟姐妹的患者家庭，有部分家庭会在得知病情时或治疗过程中，家庭成员中出现不同的观点而产生抱怨、争执的情况，这种情况需要家属了解肺癌的科普知识，互相理解、原谅，更紧密地团结起来，配合医生和患者，共同抗癌。

家庭成员出现矛盾的主要问题有：第一，在得知自己亲人患癌后，很多家属的第一心态是自责和责怪，如"咱爸是不是被你累病了？气病了？"其实，肺癌的发生真的是由很多因素长期共同导致

的，单纯说气和累真不公平。得知病情后每个家庭成员都很难接受，但相互发泄真不好。第二，在治疗选择上，有些成员激进一点，有些成员保守一点，本来只是想法的不同，结果变成了谁对患者好不好的问题，这样也容易发生争执。其实肺癌的治疗是复杂的事，最终还是要看病情，所以，大家都要理智，还是要听医生的，做到合理、规范治疗。第三，在对患者的看护和责任分担上的争执，这主要出现在多个子女之间。比如自己的老父亲生病了，但每个儿女都有自己的家庭和工作，各家的情况也不同，如果治病的时间太长，每个子女虽然都尽力了，但终归不能抛下自己的一切去照顾自己的父亲，这也容易引起争执。的确，对一个患者的长期照顾即便在医学上也是不容易的事，我相信每个儿女都是爱自己的父母的，所以，子女间一定要开诚布公，既要说清楚自己能做什么，也要说清楚自己的困难，各自发挥自己的长处，相互理解各自的困难，再难的事也有办法。■编写：庄翔

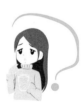

7. 家属如何配合患者进行治疗？

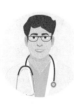

　　答：肺癌的治疗手段包括：手术、化疗、放疗、免疫、靶向治疗等，在住院和回家的过程中，家属都承担着繁重的任务，家属配合医务人员协助患者治疗，也能促进患者恢复健康。

　　首先，家属应该全面了解患者的真实病情，在医生的帮助下，和患者共同做出正确的治疗决策；在得知亲人患肺癌后，有些家属毫不顾及患者的病情和自身家庭的条件，总想找最好的方法，最贵的药，

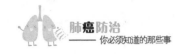

有些家属会认为癌症无法治疗，不如保守治疗，其实这都不是正确的方法；正确的方法是通过全面的检查，明确知道患者的分期，理性看待疾病，了解有效的治疗方式，根据医生的建议和家庭的权衡，找出合理的治疗方式。

其次，通过医生、护士和权威科获得疾病知识，提高对疾病认识，正确理解肺癌治疗中的副作用，如化疗中的脱发、腹胀等，积极参与到患者整个治疗护理过程中，协助患者克服困难，让患者感受到来自家庭的支持，树立患者治疗信心，提高患者治疗积极性。

在患者回家康复期间，应该学习和应用正确的康复方法，观察病情变化、给予心理支持、保证足够的营养、让患者适度运动、做力所能及的事情，切记不要相信谣言。■编写：刘佳玲

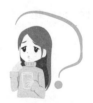

8. 在家期间，肺癌患者该如何吃？

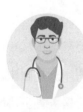

答：肺癌患者的营养治疗需遵循两条基本原则：①满足患者的营养需要；②保持患者良好的营养状态，以保证抗癌治疗的进行。进食高热量、高蛋白、高维生素易消化的食物。

很多人认为癌症患者不能吃高营养的食物，因为会导致肿瘤快速生长。但实际上，癌细胞生长根本不受身体机能的调节，无论营养供给如何，它都会按照自己的节奏生长。想通过减少营养摄入来"饿死"癌细胞，这样最先受影响的必定是正常细胞，可能导致人体组织

器官无法维持日常功能，免疫力大幅下降，身体状况越来越差，加速疾病进展，最终"饿死"的反而可能是患者。■编写：刘佳玲

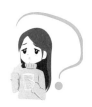

9. 在家期间，肺癌患者该如何动？

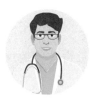

答：合理运动可以提高肺癌患者的肌肉量，促进机体功能和代谢。对于才治疗后回家的患者，建议从小运动量开始，每天锻炼 5~10 分钟即可，根据身体状况逐渐达到每周锻炼（如散步）150 分钟。一般来讲，运动的最佳状态为全身微微汗出，不感到疲惫为佳。

运动已被证实可以降低癌症发生率、复发率和死亡率，并可以降低癌症患者的癌因性疲乏、负性情绪水平以及提高生活质量等。研究表明，术前运动训练可以改善肺癌患者肺功能，降低手术风险、减少术后住院时间和术后并发症。康复期的运动锻炼可提高患者体力状态，改善疲乏水平，提高肺癌患者的肺容量、携氧能力以及生活质量。日常的有氧运动训练和每隔一日的力量训练可以改善化疗的肺癌患者的身体功能、运动耐力和疼痛。即便是晚期肺癌患者，居家有氧运动和力量训练可有效改善患者活动能力及睡眠状况，缓解疲乏的状况。■编写：刘佳玲

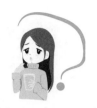

10. 家中有人得了肺癌，我会不会得呢？

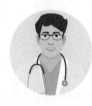

答：并不一定会，但应该由此远离不健康的生活方式，并重视体检。肺癌存在家族聚集性的特点，这和遗传、家族共同的生活习惯和环境等有关，如果家族或家庭中一级亲属（父母、子女、同父母的兄弟姐妹）有两个及以上患肺癌，其他成员得肺癌的风险增加。

肺癌风险与家族史有相关性，有肺癌家族史的人相对来说发病风险会明显提升，且风险随患肺癌亲属人数的增加而升高。但这并不意味着有家族史的人就一定要得肺癌，因为除遗传因素外，还和共同的生活习惯、家庭环境等因素有关。例如家庭成员都长期吸烟或暴露在二手烟的环境中、家中通风不畅、厨房油烟、家庭装修不符合健康标准等诸多因素。因此，有肺癌家族史的人要养成健康生活方式，尽早脱离污染环境，并每年进行低剂量螺旋 CT 的肺癌筛查。■编写：李丽娜

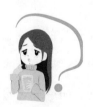

11. 如何度过最后最煎熬的时光？

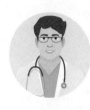

答：通过国家立法、肺癌筛查和新技术的运用，肺癌的死亡率可望快速下降，但无论如何，总有一些患者会因肺癌而不幸去世，在最后的时光里，煎熬或许是患者和家属共同的感受，陪伴或许

也是双方最需要也是最重要的解压方式。

但任何治疗都无效、癌细胞逐渐熄灭生机的时候，家属面临的第一个难题就是送不送医院？如果要送，什么时候送医院？送什么医院？晚期患者在临终期可能会出现呼吸困难、不愿进食、严重消瘦、全身乏力等症状，送不送医院需要患者和家属共同决定；有些选择一直待在家里，有些选择在患者病情非常严重、神志不清的时候打120；有些在患者无法起床或疼痛加剧的时候提前送到医院，减缓最后的痛苦。其实，从患者和家属的角度来看，这些选择或许都没有错。但从医生的角度来讲，癌症患者的舒缓治疗、姑息治疗和临终关怀很早就有，很多医院也有相应的科室，查一下、问一下，并不难找到。从减轻患者的痛苦角度来讲，在患者检查发现有脏器衰竭，活动能力下降，症状加剧但还没有达到非常难受的时候及早送到医院的相关科室治疗，通过减轻症状、系统护理和心理疏导等专业方法，可以让患者相对舒适地度过最后的时光。

家属面临的第二个难题就是救不救，在临终期，患者神志已经不清，按照法律规定的医疗告知原则，医生必须征求直系家属的意见。常用的抢救措施就是气管插管机械通气和胸外按压等，如果家属不愿抢救，必须签放弃抢救同意书。这对于家属或许很难，明知不可为，但要签字又觉得内心不安。作为朋友，我理解家属这时的纷乱的心情，明知不可为，但亲人能多活几个小时、几天都是内心的渴望和慰藉；作为医生，我还是要告诉你，对于晚期癌症、全身脏器衰竭的患者，在医学上并不是需要抢救的适应证。

家属面临的第三个难题就是患者究竟需要什么？越到最后的时光，家属越想满足患者的需求，甚至是凭着自己的想象去满足患者的

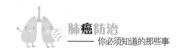

要求。我曾经去探望一个晚期癌症的医生长辈，他笑着说："我该写遗书了，因为儿女们给我买了好多我用不着的东西，虽然他们想瞒着我，但我知道他们给我的报告都是伪造的。"我问他有什么心愿，他说："第一，能和儿女们多吃几顿饭，看看他们，即便没什么聊的，也能帮助我回味一下这辈子的生活，喜、怒、哀、乐在这个时候都是乐啊。第二，能让我说一下走的事，不要怕我受不了就打断我，不说出来我走也不放心啊！第三，到医院去，活着尽量轻松一点，走的时候尽量糊涂一点。"我的那位医生长辈平静地走了，希望他最后的愿望可以给大家一个参考吧。■编写：庄翔

参考文献

[1] 蔡林，訾涔.陪护人员的负性心理对癌症患者的影响 [J]. 护理研究，2020（3）：178-179.

[2] 丁晓娣.肺癌患者主要照顾者心理体验的现象学研究 [D]. 杭州：浙江大学，2014.

后 记

用"死亡"作为本书最后一个问题，大家或许会觉得很沉重。其实，我们想告诉您的是原本很多人都可以避免肺癌导致死亡的厄运。通过一级预防，就是我们所说的"治未病"，养成良好的生活习惯，改善环境污染，避免家庭等密闭环境的污染，尽快改掉吸烟的坏习惯，避免二手烟，有三分之一的肺癌患者是可以不患肺癌的。在国外的数据中，当人群中吸烟的人数从40%降到12%，肺癌的发病率将大幅下降。通过二级预防，就是我们说的"治早病"，进行体检和肺癌筛查，有三分之一的人可以通过早发现、早诊断、早治疗得到根治。通过三级预防，随着医学科技的发展，又有三分之一的肺癌患者可以运用现有的医疗措施延长生命、减轻痛苦、改善生活质量，让肺癌成为慢病。

肺癌是可防可治的，通过全社会的关注，大众一心、医患一体，让普通百姓都了解肺癌的常识，注重三级预防，提升整个社会抗击肺癌的能力，力争实现《"健康中国2030"规划纲要》中所提出的到2030年总体癌症5年生存率提高15%的目标。

本书全体编者

2021年10月

免责声明

本书以普及肺癌常识，对大众进行健康教育为目的而编写，不能代替医生就诊和诊治，具体治疗方式请咨询就诊和诊治医生。